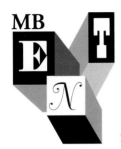

編集企画にあたって……

　2022 年 4 月の診療報酬改定で，内視鏡下耳科手術(TEES)は経外耳道的内視鏡下鼓室形成術(K319-2)として収載されました．2011 年から山形大学で，世界に先駆けて本格的に開始した TEES．12 年目にして，保険収載にこぎつけることができたのは，多くの皆さんの力添えがあってこそでした．

　日本やアジアでの TEES の普及のために，2012 年から山形で第 1 回ハンズオンセミナー in 山形を始めました．まず TEES とは何なのか，どんなものなのか知っていただき触れていただくことから始まりました．その後，耳科学会総会や日耳鼻総会でハンズオンが行われるようになり，そして今では様々な研究会でのハンズオンセミナーが開催され，普及・啓発活動が進んでいます．その実施に JWGEES(Japanese Working Group on Endoscopic Ear Surgery)のメンバーの協力が欠かせませんでした．JWGEES メンバーの活発な学会活動や論文発表は TEES の普及の大きな推進力となりました．

　耳科手術の目的は，安全で確実な聴力改善手術を低侵襲に行うことですが，私たちの究極の目的は，世界中の人々の笑顔のために，医療を行うことです．その目的のため，IWGEES(International Working Group on Endoscopic Ear Surgery)では Friendship のもと，その医療技術を一子相伝のものとするのではなく，いわばオープンアクセスのものとして TEES を構築してきました．志を同じくする世界中の耳科医との出会いと連帯により，世界中に TEES が急速に浸透しドバイでの第 1 回 World Congress on EES へとつながりました．2 年後の第 2 回がボローニャで，第 3 回がボストンで開催され，そして第 4 回の今年は京都/山形で開催されます．

　TEES の保険収載は今後の普及に向けた大きな弾みとなりました．多くの医師や施設で安全に正しく実施していただくために，TEES のエキスパートたちからなる本書を手に取っていただければと考えています．

2022 年 7 月

欠畑誠治

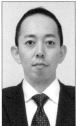

伊藤　吏
（いとう　つかさ）

1996年	山形大学卒業
	同大学耳鼻咽喉科入局
2002年	同大学大学院修了
	同大学耳鼻咽喉科, 助手
2007〜08年	スイス, チューリヒ大学留学
2013年	山形市立病院済生館耳鼻咽喉科, 科長
2014年	同, 山形大学耳鼻咽喉科, 助教
2015年	同, 講師
2017年	同, 准教授（兼病院教授）

金井　理絵
（かない　りえ）

2002年	香川医科大学卒業
	京都大学耳鼻咽喉科・頭頸部外科入局
2003年	福井赤十字病院耳鼻咽喉科・頭頸部外科
2009年	北野病院耳鼻咽喉科・頭頸部外科勤務
2012年	伊, Gruppo Otologico 留学
2015年	北野病院耳鼻咽喉科・頭頸部外科, 副部長

西池　季隆
（にしいけ　すえたか）

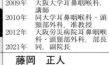

1990年	大阪大学卒業
	同大学耳鼻咽喉科入局
1996年	同大学大学院修了
1996〜98年	ドイツ・ベルリン自由大学留学（ドイツ学術交流会奨学金留学生）
2009年	大阪大学耳鼻咽喉科, 講師
2010年	同大学耳鼻咽喉科・頭頸部外科, 准教授
2012年	大阪労災病院耳鼻咽喉科・頭頸部外科, 部長
2021年	同, 副部長

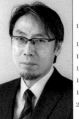

内田　真哉
（うちだ　まさや）

1990年	関西医科大学卒業
	京都府立医科大学耳鼻咽喉科学教室入局
1991年	社会保険京都病院耳鼻咽喉科
1993年	松下記念病院耳鼻咽喉科
1995年	京都府立医科大学耳鼻咽喉科学教室, 助手
1996年	市立福知山市民病院耳鼻咽喉科, 医長
1998年	公立南丹病院耳鼻咽喉科, 医長
2005年	京都第二赤十字病院耳鼻咽喉科・気管食道外科, 副部長
2018年	同, 部長

窪田　俊憲
（くぼた　としのり）

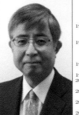

2003年	山形大学卒業
	同大学耳鼻咽喉科入局
2004年	公立置賜総合病院耳鼻咽喉科
2005年	山形県立日本海病院耳鼻咽喉科
2007年	山形県立中央病院耳鼻咽喉科
2008年	山形大学耳鼻咽喉科
2011年	同大学耳鼻咽喉科, 助教
	同大学医学博士過程修了
2012年	山形市立病院済生館耳鼻咽喉科
2013年	山形大学耳鼻咽喉科, 助教
2020年	講師
2021年	米沢市立病院, 科長

藤岡　正人
（ふじおか　まさと）

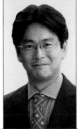

2002年	慶應義塾大学卒業
	同大学耳鼻咽喉科入局
2006年	同大学大学院修了
	米国ハーバード大学, MEEI/EPL 留学
2009年	慶應義塾大学耳鼻咽喉科, 助教
2011年	（財）神奈川警友会けいゆう病院耳鼻咽喉科
2014年	慶應義塾大学医学部耳鼻咽喉科, 助教
2016年	同, 専任講師
2022年	北里大学医学部分子遺伝学, 主任教授
	同大学院耳鼻咽喉科・頭頸部外科

岡野　高之
（おかの　たかゆき）

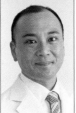

1998年	京都大学卒業
	同大学耳鼻咽喉科入局
	高槻赤十字病院, 大阪赤十字病院を経て
2008年	京都大学大学院医学研究科博士課程修了
2008〜12年	米国国立衛生研究所（NIH）客員研究員
2012年	京都大学医学部附属病院耳鼻咽喉科・頭頸部外科
2020年	同大学大学院医学研究科耳鼻咽喉科・頭頸部外科, 講師

小林　泰輔
（こばやし　たいすけ）

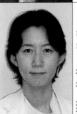

1987年	愛媛大学卒業
	同大学医学部耳鼻咽喉科入局
1993年	同大学大学院医学研究科修了
	同大学附属病院耳鼻咽喉科, 助手
1993〜95年	スウェーデン王国カロリンスカ研究所留学
1998年	愛媛大学医学部, 助手
2000年	同大学医学部耳鼻咽喉科, 講師
2001年	愛媛県立中央病院耳鼻咽喉科, 医長
2009年	高知大学医学部耳鼻咽喉科, 講師
2010年	同, 准教授
2018年	同大学医学部附属病院, 病院教授

水足　邦雄
（みずたり　くにお）

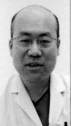

1999年	横浜市立大学卒業
	慶應義塾大学医学部耳鼻咽喉科学教室入局
2006年	同, 助教
2009年	米国 Harvard Medical School 留学
2014年	防衛医科大学校耳鼻咽喉科学講座, 講師

岡上　雄介
（おかのうえ　ゆうすけ）

2005年	愛媛大学卒業
	赤穂市民病院, 初期臨床研修医
2007年	京都大学医学部耳鼻咽喉科・頭頸部外科入局
	大阪赤十字病院耳鼻咽喉科・頭頸部外科
2010年	天理よろづ相談所病院耳鼻咽喉科
2021年	同, 副部長

角南　貴司子
（すなみ　きしこ）

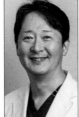

1993年	大阪市立大学卒業
	同大学大学院修了
1999年	同大学大学院医学研究科耳鼻咽喉病態学, 助手
2004〜05年	ドイツ, ミュンヘン大学神経内科留学
2005年	大阪市立大学大学院医学研究科耳鼻咽喉病態学, 講師
2017年	同, 准教授
2019年	同
2022年	大阪公立大学大学院医学研究科耳鼻咽喉病態学, 教授

宮下　武憲
（みやした　たけのり）

1996年	香川医科大学卒業
	同大学耳鼻咽喉科入局
1997年	坂出市立病院耳鼻咽喉科
2002年	香川医科大学大学院修了
	同大学医学部附属病院
2003年	香川大学医学部耳鼻咽喉科, 助教
2010〜11年	米国南カリフォルニア大学留学
2014年	香川大学医学部耳鼻咽喉科, 講師
2015年	同, 准教授

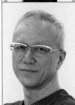

欠畑　誠治
（かけはた　せいじ）

1987年	東北大学卒業
	同大学耳鼻咽喉科入局
1993年	同大学大学院修了
	同大学耳鼻咽喉科, 助手
1993〜95年	エール大学耳鼻咽喉科, 学位取得後研究員
2002年	弘前大学耳鼻咽喉科, 講師
2005年	同, 助教授
2007年	同大学大学院医学研究科, 准教授
2011年	山形大学耳鼻咽喉・頭頸部外科学講座, 教授

堤　剛
（つつみ　たけし）

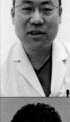

1992年	東京医科歯科大学卒業
	同大学耳鼻咽喉科入局
2003年	同科, 講師
2005年	青梅市立総合病院耳鼻咽喉科, 部長
2007年	獨協医科大学越谷病院耳鼻咽喉科, 准教授
2011年	埼玉医科大学総合医療センター耳鼻咽喉科, 准教授
2015年	東京医科歯科大学耳鼻咽喉科, 教授

山本　和央
（やまもと　かずひさ）

2001年	東京慈恵会医科大学卒業
	同大学耳鼻咽喉科入局
2003年	富士市立中央病院
2005年	東京慈恵会医科大学附属病院, 助手
2012〜13年	東京女子医科大学先端生命医科学研究所（国内留学）
2017年	東京慈恵会医科大学耳鼻咽喉科, 講師

WRITERS FILE　ライターズファイル（50音順）

CONTENTS

経外耳道的内視鏡下耳科手術
（TEES）

編集企画／欠畑誠治
山形大学教授

Monthly Book ENTONI　No. 275/2022. 9　目次

編集主幹／曾根三千彦　香取幸夫

【ENTONI®（エントーニ）】
ENTONIとは「ENT」（英語のear, nose and throat：耳鼻咽喉科）にイタリア語の接尾辞 ONE の複数形を表す ONI をつけ，耳鼻咽喉科領域を専門とする人々を示す造語．

新刊

よくわかる 耳管開放症

―診断から耳管ピン手術まで―

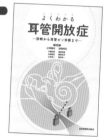

著者

小林俊光　池田怜吉 ほか

2022年5月発行　B5判　284頁　定価8,250円（本体価格7,500円＋税）

耳管開放症とは何か…病態や症状、検査、診断に留まらず、耳管の構造、動物差まで、現在までに行われている本症の研究の全てと世界初の耳管開放症治療機器「耳管ピン」の手術やその他治療法についても紹介し、耳管開放症を網羅した本書。研究の歴史や機器開発の過程なども余すところなく掲載し、物語としても楽しめる内容です。目の前の患者が耳管開放症なのか、そして治療が必要な症状なのか、診療所での鑑別のためにぜひお役立てください。

目次

 全日本病院出版会　〒113-0033 東京都文京区本郷 3-16-4　Tel：03-5689-5989
www.zenniti.com　Fax：03-5689-8030

MB ENT, 275：1-4, 2022

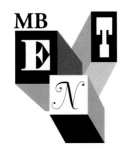

◆特集・経外耳道的内視鏡下耳科手術（TEES）

TEESのコンセプトを実現するために

欠畑誠治*

Abstract 1990年代後半に登場したTEES（transcanal endoscopic ear surgery）は，内視鏡カメラの高画質化によって大きくその可能性を広げた．Full HDカメラが普及した2008年以降は，その適応と可能性の限界を探る時期であったといえる．その圧倒的な視認性に加え，傷痕がなく（少なく）術後の痛みが少ない低侵襲性から，現在TEESは顕微鏡下耳科手術（MES）とならぶ耳科手術のスタンダードとしての地位を確立している．安全で確実にTEESのコンセプトを実現するためには，3Dモデルやカダバーを用いたOff the job trainingでの内視鏡下手術解剖の理解や，Hand-Eye coordination（内視鏡の入れ方，器械の入れ方，それらの干渉の回避など）の体得が，安全で確実な手術の実施のために必須のステップとなる．

Key words 内視鏡下耳科手術（TEES），内視鏡下手術解剖（endoscopic surgical anatomy），Off the job training，目と手の協調関係（Hand-Eye coordination），heads-up surgery

はじめに

耳科手術に限らずすべての手術で基本となるコンセプトは，重要な解剖を明視下において安全で確実な結果を得られる手術を行うことである．さらに，形態と機能が温存される手術を，患者への負担を少なく低侵襲に行うことである．

このコンセプトは光学機器の進化とともに形を変えて実現されてきた．近代医学の中で，今でも使われているもっとも古い発明品は額帯鏡といわれている．暗かった腔内が，額帯鏡を用いて光を入れることで観察が可能となり，外科用ルーペによりある程度の拡大視が可能となった．さらに，双眼式の手術用顕微鏡の開発により，それまで額帯鏡やルーペを用いて手術が行われていた耳科手術は，「従来の方法ではたどり着けない新たな次元へと到達できた（Wullstein）」．

そして，TEES（transcanal endoscopic ear surgery）．内視鏡をはじめとする医療機器の革新と技術改革にくわえ，外耳道を鼓室およびその末梢への直接的なアクセスルートとして"再発見"したことで，低侵襲手術TEESが可能となった．単眼視による立体映像提示能力の不足を補うことを可能とするFull HDや4Kカメラシステムの登場で，「人間の眼を超える目」を手に入れた耳科医たちは，鮮明でコントラストに優れている映像を見ながら，安全で確実で機能的な手術を，人間工学的にすぐれた「heads-up surgery」としてできるようになった．

内視鏡を用いるEES（endoscopic ear surgery）と3D exoscopeを用いるExES（exoscopic ear surgery）は，内視鏡や顕微鏡を覗き込むというくびきから術者を解放し，「heads-up surgery」という新たなパラダイムへの道を拓いた．「heads-up surgery」は，明るい術野で対象を拡大視しながら，人間工学的に優れた姿勢での手術を可能とした．これは術者の疲労や負担を軽減することでより正確で確実な手術へとつながる．さらには，

* Kakehata Seiji，〒990-9585 山形県山形市飯田西2-2-2　山形大学医学部耳鼻咽喉・頭頸部外科学講座，教授

術者と同一の 3D 術野を助手，看護師，見学の若手医師や学生などと共有できるという点で教育面や安全面などで優れている．

TEES のコンセプトの実現のために

当初，TEES は 2D 画像による立体映像提示能力や視覚的定位能力の不足が懸念されたことや，利き手と反対の手で内視鏡を保持しながら操作を行う one-handed surgery であることなどから，顕微鏡下手術に精通している耳科医は，その有効性について懐疑的であった．

内視鏡を用いる TEES では，① 広角な視野により中耳腔が一視野におけ，② 接近による拡大視が可能となり，③ 視点の移動により死角が減少したことで安全で確実な手術が可能となる．さらに ④ 外耳道をアクセスルートして用いることで低侵襲手術が可能となる．この TEES のコンセプトを実現するための新たな方法論の確立と手術機器の開発が，2011 年 9 月に山形大学で第一例を実施して以来，これまで精力的に行われてきた．

一方，確立した新しい術式を臨床現場の実践で行う研修 On the job training(On JT)のみでは，「安全で確実な最新医療技術」を習得することには限界があることが知られている．安全で確実な TEES の実施のためには，顕微鏡下での解剖と異なる，内視鏡下手術解剖の理解が重要である．そのためにカダバー実習による Off the job training (Off JT)での理解が必須である．また，モニターを見て手術を行う heads-up surgery である TEES では，Hand-Eye coordination(内視鏡の入れ方，器械の入れ方，それらの干渉の回避など)の体得が安全で確実な手術の実施のために必須のステップとなる．そのため，3D モデルやカダバーを用いた TEES の Off JT が必須となる．

本特集では，内視鏡による中耳微細解剖から始まり，TEES の適応となる慢性中耳炎，中耳真珠腫，中耳奇形，耳硬化症，外傷性耳疾患，外リンパ瘻など，様々な中耳疾患における，内視鏡手術のメリットを生かした新たな手術法，デメリット

を克服する手術法について詳述していただいた．

内視鏡による中耳微細解剖：中耳手術における重要性

これまでの顕微鏡に比べ死角が少なく，異なる角度から接近できる内視鏡により「新たな中耳解剖」が発見されている．耳小骨の形態，中耳の構造は顕微鏡で観察していた側面からみた形のものと全く異なるものである．中耳手術では，これまで意識することの少なかった後ツチ骨ヒダや後鼓室条の処理など，TEES によって個々の解剖を理解しながら手術を進めることの重要性が明らかになった．さらには，鼓索神経の分類や，耳管上陥凹や鼓室洞などの difficult access site の分類を理解することでより安全な手術が可能になった．新しく発見された中耳解剖や，内視鏡手術によってその重要性が明確となった解剖を知ることで，より安全で確実な中耳手術へ進化していることを概説いただいた．

慢性穿孔性中耳炎に対する内視鏡を用いた鼓膜再生術

これまでの顕微鏡手術では穿孔縁を確実に明視下におくことができるのは約 80% に過ぎないことが報告されている．弯曲している外耳道症例など，これまで外耳道形成を要した症例でも内視鏡で明視下の手術が可能である．さらに，鼓膜再生術を組み合わせることにより，グラフトの採取が不要となりより低侵襲な手術が可能となる．より安全で確実とするための工夫について執筆いただいた．

耳管上陥凹(S1)，鼓室洞(S2)進展に対する手術手技

耳管上陥凹や鼓室洞などは中耳手術の difficult access site とされ，真珠腫手術では遺残性再発の好発部位とされている．耳管上陥凹や鼓室洞の解剖学的特質を理解することでより安全な手術が可能となる．さらに，耳管上陥凹には鼓膜張筋ヒダがあり，その換気ルートは再形成再発予防のため

にも必要と考えられている．difficult access site
への内視鏡を用いる意義やその効果，限界につい
て考察いただいた．

小児真珠腫に対する手術手技

小児は解剖学的・生理学的特徴が成人と異なる
ため，その特徴を理解した手術手技，たとえば外
耳道径や形態を理解しTEESを実施することが重
要である．小児真珠腫においてはその基部，発生
母地を明視下に摘出することが再発を抑えるため
に必要である．術式選択や再発率に対するPotsic
の分類と耳科学会の分類の有用性について考察い
ただき，またopen typeとclosed typeの取り扱
いについても議論いただいた．

外リンパ瘻に対する手術手技

外リンパ瘻の確定診断はCTP(コクリン)の確
認である．特発性外リンパ瘻の場合，瘻孔の有無，
瘻孔部位の確認は内視鏡で観察しても確認は難し
い．そのため，瘻孔が考えられる部位の文献的考
察をいただき，内視鏡による低侵襲な鼓室試験開
放術，内耳窓閉鎖術の手術手技について記載いた
だいた．また，外傷性外リンパ瘻の治療について
はTEESがよい適応となる．本邦で多い耳かき外
傷の診断・治療について概説いただいた．

鼓室硬化症に対する手術手技

鼓室硬化症の場合，アブミ骨が可動である場
合，上鼓室の硬化巣の処理はキヌタ骨とツチ骨頭
の摘出にとどめて，中鼓室の清掃を行いⅢ型とす
ることで良好な結果が得られる．乳突洞の開放を
省略できるためTEESのよい適応となる．症例提
示とこれまでの成績を解説いただいた．

中耳奇形に対する手術手技
―Teunissen & Cremers分類による術後聴力成績の検討―

中耳奇形はTEESのよい適応である．中耳奇形
に対して本邦ではこれまで船坂の分類が用いられ
ることが多かったが，術前診断と術式選択と術後

聴力成績について，国際的に広く用いられている
Teunissen & Cremers分類で検討をいただいた．
TEESによりこれまで観察できなかったアブミ骨
下方からの視野が得られるなどTEESのメリッ
ト，またデメリットについても検討していただい
た．アブミ骨底板の固着が混在する際の対応や，
顔面神経走行異常などへの対応についても言及し
ていただいた．

癒着性中耳炎に対する手術手技

癒着性中耳炎の手術では，骨面を露出すること
なく癒着を剝離することが重要となる．そのた
め，内視鏡で明視下に鼓膜と鼓室粘膜とを剝離す
る必要があるが必ずしも容易ではない．また，再
癒着を防止するために，鼓膜を潜在化させる，換
気チューブの留置，シリコン板の留置など様々な
工夫がされているが，必ずしも線毛機能や換気能
を有する正常粘膜が再生するわけではない．細胞
シートを用いた中耳粘膜再生治療への内視鏡手術
の応用について記載いただいた．

耳硬化症に対する手術手技

TEESにより耳前部または耳後部切開をおくこ
となくアブミ骨手術が可能となり，片手操作であ
ることのデメリットは少ない．耳鏡を使っての顕
微鏡手術の場合，術野が狭く限られており実施に
は相当のスキルを要する．TEESでは広い術野が
得られ，Fischのreversed procedureにより確実
な手術を行える．また，接近による拡大でピスト
ンの挿入を確認できるメリットなどについても
MESとの比較を交えて言及いただいた．

乳突洞に進展した中耳真珠腫に対する
水中下TEES

Powered deviceを使用することで乳突洞進展
例に対してもTEESの適応が広がっている(pow-
ered TEES)．水中下TEESの適応や安全で確実
に実施するためのtipsについて記載いただいた．
内視鏡は水中での使用に適しており，underwa-

ter で実施するメリットについて，また，COVID-19パンデミックにおける有効性についても言及していただいた．

乳突部進展中耳真珠腫に対する TEES と Exoscope を併用した Dual approach

人間工学的に優れた heads-up surgery が注目されている．乳突部進展例に対する TEES と ExES を組み合わせた Dual approach の適応と手術法について，症例提示を含めて記載いただいた．顕微鏡に代えて Exoscope を使うことのメリット，デメリットについて，また 2つの異なる光学機器（内視鏡と外視鏡）をシームレスにストレスなく使うための tips を概説いただいた．

3 hands surgery による TEES

TEES において one handed surgery であることは，開発当初からデメリットとして指摘され，TEES の普及を妨げる要因の一つであった．そのため，開発以来そのデメリットを克服する工夫がなされてきた．その一つの解決策として，3 hands

surgery がある．その適応と実施時の工夫について解説いただいた．

錐体尖部病変に対する手術手技

錐体尖部へのアプローチとして retrofacial infralabyrinthine approach, transcanal infracochlear approach, transsphenoid approach があるが，TEES により transcanal infracochlear approach が低侵襲に実施可能である．コレステリン肉芽腫や真珠腫に対する TEES の適応，ExES との併施について症例を提示し解説いただいた．

浅在化鼓膜に対する手術手技

中耳手術で避けなければいけない合併症として浅在化鼓膜がある．浅在化鼓膜は多くの場合，伝音難聴を引き起こす．その修正手術は TEES のよい適応である．鼓膜を適切な位置に作成し直し再浅在化防止をはかるための工夫，または浅在化鼓膜はそのままとし長尺コルメラを使用する場合の工夫などについて症例を交えて解説いただいた．

MB ENT, 275：5-12, 2022

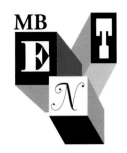

◆特集・経外耳道的内視鏡下耳科手術(TEES)

内視鏡による中耳微細解剖：中耳手術における重要性

岡野高之*

Abstract 光学機器の高解像度化により経外耳道的内視鏡下耳科手術(transcanal endoscopic ear surgery；TEES)が実現化し，中耳腔の微細構造の精細な観察やより侵襲の少ない術式の選択が可能となった．耳小骨の形態をはじめ中耳の微細構造について，顕微鏡手術と内視鏡手術とでは術者の視点や解剖学的構造の見え方が全く異なり，これまでの顕微鏡に比べて死角が少ない内視鏡により「新たな中耳解剖」が再発見されている．粘膜ヒダは位置や大きさに個体差があるものの生体において中耳腔に常に存在する構造物であり，中耳腔の換気ルートを形成する．安全な手術や正確な手術プランニングの達成において，内視鏡を通して観察する中耳腔の粘膜ヒダや靱帯で構成される区画についての理解が重要となる．本稿では中耳の正常解剖について，特に内視鏡手術の観点からみた解剖構造と中耳手術における意義を述べる．

Key words 内視鏡下耳科手術(transcanal endoscopic ear surgery)，中耳粘膜ヒダ(mucosal folds in the middle ear)，換気ルート(ventilation routes in the middle ear)，中耳コンパートメント(compartments of the middle ear)，中耳真珠腫(middle ear cholesteatoma)

はじめに

光学機器の高解像度化により経外耳道的内視鏡下耳科手術(transcanal endoscopic ear surgery；TEES)が実現化して約20年が経過した[1]．操作の対象となる構造に近接した広い視野，術野画像の共有などとともに，TEESの普及のもたらした功績の一つとして，中耳の微細構造の再発見・再認識が挙げられる．顕微鏡耳科手術では明視化しにくい下鼓室，後鼓室，前上鼓室の骨性微細構造や，同じく顕微鏡耳科手術では単なる炎症産物としてみなされる傾向にあった粘膜ヒダ(mucosal folds)の中耳手術における重要性が再認識され脚光を浴びることとなった．たとえば，粘膜ヒダについてはAimi[2]や宮島[3]が詳細に記載しているが，手術手技や中耳の病態，治療法と結びつけて述べられ

ることは少なかった．もちろん顕微鏡手術と内視鏡手術で耳の解剖構造には本来差異はないのだが，術者の視点や見え方が異なる．内視鏡を通して観察する換気ルートの正常なバリエーションの理解は術式の計画にあたり，より重要となっている．この稿では中耳の正常解剖について，特に内視鏡手術の観点からみた解剖構造と中耳手術における意義を述べる．

中耳腔の発生と粘膜ヒダおよび換気ルート

耳小骨と粘膜ヒダや靱帯で仕切られたこれらの区画を理解することは，特に抗生物質の発達する以前の時代では感染の制御において重要であった．現代の癒着性中耳炎や真珠腫に対する内視鏡手術では，中耳腔内の区画を理解することによって術後の換気ルートを確保するとともに，mini-

---

* Okano Takayuki, 〒606-8507 京都府京都市左京区聖護院川原町54 京都大学大学院医学研究科 耳鼻咽喉科・頭頸部外科，講師

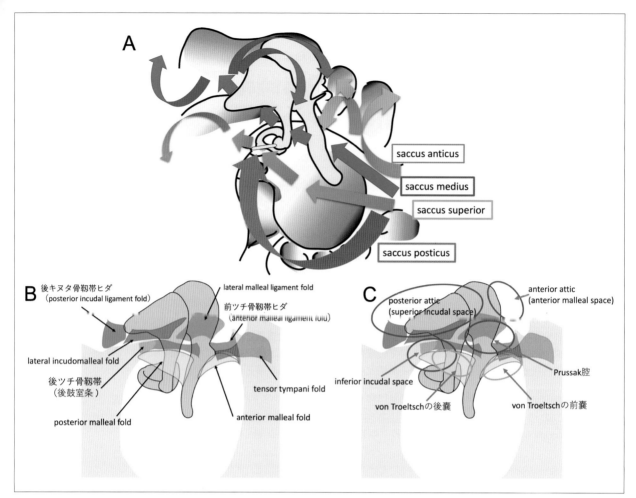

図 1. 中耳腔の発生と上鼓室の区画

A：中耳腔の発生．耳管鼓室口より saccus anticus, saccus medius, saccus superior, saccus posticus の
　4 つの囊が分葉し，耳小骨や靱帯，鼓索神経，血管を取り囲みつつ，間葉組織を置き換えて拡大し粘膜上皮
　に被覆された中耳の含気腔が形成される

B：鼓室峡部を構成する粘膜ヒダと靱帯．図示した粘膜ヒダや靱帯が tympanic diaphragm を形成するが，
　各構成要素は必ずしも同一平面には存在しないことに留意する

C：中鼓室と上鼓室の区画．von Troeltsch の前囊は鼓膜と anterior malleal fold の間の区画，von Troeltsch
　の後囊は鼓膜と posterior malleal fold の間の区画，inferior incudal space は posterior malleal fold より内側で
　lateral incudomalleal fold の下方の区画である

mally invasive な術式を選択することにつながる[4]．

　胎生期の中耳の含気腔の形成については，Balance, Politzer, Proctor らに詳しい[5]．胎生早期
には中耳腔は疎な間葉組織で充満されているが，
やがて第一咽頭囊から耳管を形成しつつ伸長する
粘膜上皮の囊が中耳腔に進入してくる．耳管鼓室
口で粘膜上皮の囊は 4 つに分割されて間葉組織を
置き換えながら含気腔となるべき空間を形成す
る．この 4 つの囊が saccus anticus, saccus
medius, saccus superior, saccus posticus であ

り，また 4 つの囊およびその分枝が伸長してぶつ
かったところが粘膜ヒダを形成し，粘膜ヒダは耳
小骨や鼓索神経を取り囲み，かつ血管を内包する
腸間膜のような構造を形成する（図 1-A）．

　saccus anticus はもっとも小さい囊で耳管鼓室
口から上方に伸びて，耳管上陥凹を形成し，von
Troeltsch の前囊および鼓膜張筋ヒダに至る．saccus medius はツチ骨柄の前方，キヌタ骨長脚やア
ブミ骨上部構造の前方を通り，鼓室峡部を経て，
上鼓室の大部分を形成する．上鼓室では内側から

上方，そして外側前方に伸長し，lateral incudom-alleal fold を経て Prussak 腔までを形成する．同時に前方では anterior epitympanic recess まで，内側では錐体部，また後方では乳突洞を経て Koerner の隔壁の後方内側の含気腔を形成する．saccus superior はツチ骨柄の後方からキヌタ骨長脚の外側後方を経て von Troeltsch の後嚢および inferior incudal space を形成する．また，外側後方でKoerner の隔壁の外側前方の含気腔を形成する．saccus posticus は耳管鼓室口から下鼓室に沿って伸長し後鼓室に至ると鼓室洞や正円窓窩の含気腔を形成してアブミ骨筋腱まで至る．中鼓室と上鼓室は耳小骨と粘膜ヒダで大部分が隔てられており，前方がサジ状突起と鼓膜張筋腱，外側が鼓索神経，内側が顔面神経管，後方が後キヌタ骨靱帯で囲まれる鼓室峡部においてキヌタ骨長脚とアブミ骨の前後に形成される換気ルートのみで交通する．

粘膜ヒダはその成立機序から大きく2つに分類される．一つが composite fold であり，大きさには個人差があるが，必ず靱帯とともに存在し位置の個体差は少ない．一方，duplicate fold は咽頭嚢由来の2つの嚢が接した面に形成される．代表的な duplicate fold として，tensor tympani fold と lateral incudomalleal fold が挙げられ，これら2つの粘膜ヒダは上鼓室での区画を認識するうえで重要となる．tensor tympani fold は saccus anticus に由来する耳管上陥凹と anterior epitympanic recess の境界となる．lateral incudomalleal fold は，上鼓室における耳小骨外側の領域を上下に区画する境界となり，また鼓室峡部の構成要素となる．superior malleal ligament（上ツチ骨靱帯）と superior malleal fold は上鼓室を狭い前部と広い後部に区画する境界となり，内視鏡での視野ではこれより前の領域に到達するにはキヌタ骨の摘出およびツチ骨頭の切除が必要となる．他の dupli-cate fold についても，その成因から構造に多くのバリエーションがあり，またしばしば欠損する．

上鼓室の換気ルートの経路は弛緩部型真珠腫の発生と進展に関して大きな注目を集めている．Proctor は鼓室峡部では2つの主な換気ルートがあり，アブミ骨上部構造を挟んで大きい前方と小さい後方に分けられるとした[5]．また，Prussak 腔は前ツチ骨靱帯，外側ツチ骨靱帯とツチ骨頸部に囲まれる空間で saccus medius 由来の限られたルートのみで換気される．弛緩部型真珠腫の進展は Prussak 腔より前ツチ骨靱帯から cog（上鼓室前骨板）に沿って anterior malleal space に至り，その後ツチ骨頭やキヌタ骨体部を取り囲み耳小骨の内側に進展するが[6)7]，これはすなわち saccus medius の発生やその領域の換気ルートに沿って進展することを示す（図1-B，C，図2）．

中耳の区画と構造物

1．上鼓室と中鼓室

1）鼓室峡部の構成要素

（1）tensor tympani fold（鼓膜張筋ヒダ）

鼓膜張筋腱およびサジ状突起から上鼓室の前内側壁の transverse crest および supratubal ridge に停止する．凸状の膜状の部分で，anterior epi-tympanic recess と耳管上陥凹を分ける．ほとんどの場合，この粘膜ヒダは不完全で，そのため耳管と耳管上陥凹から直接の換気ルートが存在する．saccus medius の前方への分枝と saccus anti-cus との融合によって生じるが，saccus medius と saccus anticus が出会う場所は個体差があり，tensor tympani fold の位置について垂直に近いものから水平に近いものまで個体差がある[8)~10]．したがって，tensor tympani fold と cog との位置関係は一定せず，その間に位置する anterior epi-tympanic recess にも個体差がある．

（2）lateral malleal ligament fold（外側ツチ骨靱帯ヒダ）

ツチ骨頸部の中央部から発生し，扇状に上鼓室外側壁の内側に広がる composite fold である．後方では，lateral incudomalleal fold の前下縁に合流し，Prussak 腔の屋根を形成している．通常，厚く強い靱帯状の粘膜ヒダで，鼓膜弛緩部の後退

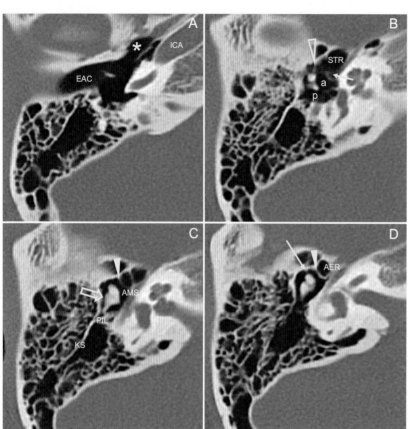

図 2.
側頭骨 CT での中耳微細構造と区画
A：耳管鼓室口と蝸牛基底回転を含むスライス．＊：耳管鼓室口，ICA：内頸動脈管，EAC：骨部外耳道
B：アブミ骨を含むスライス．STR：耳管上陥凹，矢印：鼓膜張筋腱（tensor tympani muscle tendon），矢尻：前ツチ骨靱帯（anterior malleal ligament），a：前鼓室峡部（anterior isthmus），b：後鼓室峡部（posterior isthmus）．アブミ骨上部構造およびキヌタ骨長脚を挟んで広い前鼓室峡部と狭い後鼓室峡部に分けられる
C：顔面神経鼓室部（水平部）を含むスライス．矢尻：上鼓室前骨板（cog），矢印：lateral incudomalleal fold，PIL：後キヌタ骨靱帯（posterior incudal ligament），AMS：anterior malleal space，KS：Koerner の隔壁．KS は saccus superior と saccus medius の境界で形成される
D：外側半規管および膝神経節を含むスライス．矢印：superior malleal fold（上ツチ骨ヒダ），矢尻：上鼓室前骨板（cog），AER：anterior epitympanic recess．図1-A の外耳道からの角度に着目すると，superior malleal fold（上ツチ骨ヒダ）の向きは前ツチ骨靱帯（anterior malleal ligament）と同様の角度に存在する

から真珠腫の形成への第一の障壁となる．

（3）anterior malleal ligament fold（前ツチ骨靱帯ヒダ）

前ツチ骨靱帯とともに存在し，前鼓室棘と petrotympanic fissure から生じツチ骨の頸部と前突起に停止する composite fold である．後方は広く，Prussak 腔の前方境界を形成する．前ツチ骨靱帯には鼓索神経および顎動脈の前鼓膜枝が並走して存在する．

（4）posterior incudal ligament fold（後キヌタ骨靱帯ヒダ）

後キヌタ骨靱帯とともに存在し，キヌタ骨から後キヌタ骨靱帯の間を通る composite fold である．

（5）lateral incudomalleal fold

lateral malleal ligament fold の上方に存在する duplicate fold である．鼓室峡部の構成要素であり，また上鼓室におけるツチ骨・キヌタ骨外側の領域を上下に区画する境界となる（図1-B，C）．

2）内視鏡下耳科手術の手順に従った上鼓室・中鼓室の解剖と区画

【Zone 1：tympanomeatal flap の作製による Prussak 腔，von Troeltsch の前囊と後囊の同定】

Prussak 腔を開けた状態を示す（図3-A）．lateral malleal ligament fold が Prussak 腔の天井となる．また，後ツチ骨ヒダはツチ骨柄と後鼓室棘とをつなぎながら von Troeltsch の後囊を形成し，かつ鼓室側の自由端では鼓索神経を取り囲み，上方では lateral incudal fold につながる．鼓索神経は von Troeltsch の後囊に含まれ，また外側ツチ骨靱帯ヒダを取り除くことで，明視野で前ツチ骨靱帯ヒダが確認され，Prussak 腔の前壁を構成する．この視野までは骨削開なしで到達が可能である．

（1）Prussak 腔

前ツチ骨靱帯ヒダが前壁となり，また外側ツチ骨靱帯ヒダが Prussak 腔の天井，外側の境界が鼓膜で囲まれる空間である．

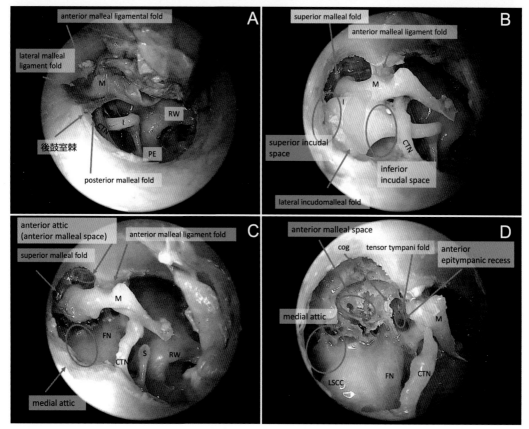

図 3．内視鏡で観察した中鼓室と上鼓室の解剖

A〜D はいずれも右耳で径 4 mm，0°内視鏡で観察している

A：tympanomeatal flap を挙上し，後鼓室棘に付着する後鼓室条が確認された内視鏡像．前方を anterior malleal ligament fold，上方を lateral malleal ligament fold，内側をツチ骨頸部で囲まれる Prussak 腔，および内側を posterior malleal fold，外側を後鼓室条で囲まれた von Troeltsch の後嚢が開放されている．CTN：鼓索神経，I：キヌタ骨長脚，M：ツチ骨，PE：錐体隆起，RW：正円窓窩

B：上鼓室外側壁を削開した上鼓室の内視鏡像．lateral incudomalleal fold は上鼓室外側壁とともに除去されることが多い．lateral incudomalleal fold が saccus medius に由来する上方の superior incudal space と，saccus superior に由来する下方の inferior incudal space の境界となる．また，superior malleal fold は上鼓室を狭い前方（anterior malleal space）と広い後方（superior incudal space）に分ける．CTN：鼓索神経，I：キヌタ骨，M：ツチ骨

C：キヌタ骨を摘出した上鼓室の内視鏡像．キヌタ骨の摘出により，耳小骨内側の medial attic へ到達できる．また，顔面神経管や鼓膜張筋腱も明視下に置くことができる．CTN：鼓索神経，FN：顔面神経管，M：ツチ骨，RW：正円窓窩，S：アブミ骨頭

D：ツチ骨頭を切除し摘出した上鼓室の内視鏡像．ツチ骨頭の摘出により anterior malleal space の全貌が観察できる．また，上鼓室前骨板（cog）およびその前方の anterior epitympanic recess と tensor tympani fold が確認できる．CTN：鼓索神経，FN：顔面神経管，LSCC：外側半規管隆起，M：ツチ骨

（2）von Troeltsch の前嚢と後嚢

von Troeltsch の前嚢は，前ツチ骨ヒダと鼓膜前上象限の間にあり，後嚢は後ツチ骨ヒダと鼓膜後上象限の間に存在する．

【Zone 2：上鼓室外側壁の削開による鼓室横隔膜と superior incudal space，inferior incudal space，前上鼓室，後上鼓室の同定】

外耳道後上壁に骨削開を加えて上鼓室を開放した図を示す（図 3-B）．

lateral incudomalleal fold は個体差があるが，上鼓室外側壁の骨削開を行うと一緒に除去される．また，lateral incudomalleal fold を隔てて下方に inferior incudal space が存在し，上方の区画は superior incudal space および lateral malleal space である．superior malleal fold は上鼓室天蓋とツチ骨頭をつなぎ，その前方は anterior malleal space，その後方は medial attic（medial posterior attic）および superior incudal space に相当し，上鼓室を広い後方と狭い前方の前後 2 つの区画に分ける．superior incudal space, inferior incudal space は耳小骨を温存したまま内視鏡的に開放できる．

【Zone 3：キヌタ骨摘出による内側上鼓室と鼓室峡部の開放】

キヌタ骨を摘出すると顔面神経や半規管隆起が確認される（図 3-C）．また，ツチ骨の前方には anterior malleal ligament fold と鼓索神経と鼓膜張筋腱が確認できる．superior malleal fold は上鼓室天蓋からツチ骨頭を吊り下げるような形をとり，superior malleal ligament とも呼ばれる[8]．

【Zone 4：ツチ骨頭切断による anterior malleal space, anterior epitympanic recess の開放】

（1）anterior malleal space

前方は cog，後方は superior malleal fold およびツチ骨頭，上方は中頭蓋窩天蓋，下方は anterior malleal ligament fold および lateral malleal ligament fold で境界を形成する比較的狭い空間であり，個体によりその大きさにバリエーションがある（図 3-D）．

（2）anterior epitympanic recess

上方は中頭蓋窩天蓋で後方は cog で区画される．また，anterior epitympanic recess の大きさの違いはその下壁を形成する tensor tympani fold の角度によるものである[9]．また，顔面神経の鼓室部および膝神経節が内側の境界を形成している．過去の文献では同義的に用いられる用語として anterior epitympanic space, anterior attic

recess, geniculate sinus などがある[11]．

2．後鼓室と下鼓室

後鼓室と下鼓室は saccus posticus から形成される領域であり，外耳道入口部や乳突蜂巣末梢からみるともっとも深く位置するため，顕微鏡下耳科手術での解剖学的な意義が取り上げられることが少なかったが，近年の内視鏡の耳科手術への応用で明視化することが可能となり，その微細構造が再発見された（図 4）．中でも鼓室洞は日本語ではその指し示す手術解剖学的領域が曖昧であったが，Marchioni らによれば，顔面神経の内側で ponticulus と subiculum の間を sinus tympani，アブミ骨後脚と ponticulus の間を posterior tympanic sinus，そして subiculum と finiculus の間の領域を sinus subtympanicus と呼称する[12]．finiculus は Jacobson 神経の走行と一致し，後鼓室と下鼓室の境界に相当する．前鼓室と下鼓室の境界は protiniculum であり，その前方に内頸動脈があり耳管鼓室口へと連続する．ponticulus は錐体隆起から岬角を結び，アブミ骨筋腱の内側に位置する．sinus subtympanicus には fustis の下方に蜂巣があり，錐体尖への換気ルートとなる．下鼓室の前方限界として protiniculum と呼ばれる大きめの骨稜があり，その前方に内頸動脈が存在する．また，finiculus を通って Jacobson 神経が岬角へ走行し，鼓室神経叢を形成する．

後鼓室の解剖学的構造の命名についても未だ一定しないが，Marchioni らにより Proctor らの業績が再発見された．彼らは subiculum で区分された上下の 2 つの区画に分類し，さらに後鼓室上方は内視鏡の観察下で facial recess, lateral sinus, posterior sinus, sinus tympani の 4 つの区画に分けられるとしている．sinus tympani は錐体隆起とアブミ骨筋，顔面神経の内側で，後半規管の外側に位置し，上方限界が ponticulus，下方限界が subiculum となる．subiculum は正円窓窩の"ひさし"の上縁から後方へと伸びる骨性の隆起構造である．ponticulus は錐体隆起から岬角を結ぶ骨性の隆起構造だが，しばしば架橋構造をとり pon-

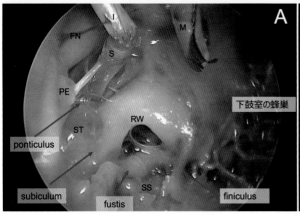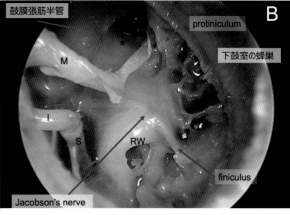

図 4. 内視鏡で観察した後鼓室，下鼓室および前鼓室の解剖

A，B はいずれも右耳で径 4 mm，0° 内視鏡で観察している

A：後鼓室の内視鏡的解剖．ponticulus は錐体隆起から岬角を結び，アブミ骨筋腱の内側に位置し，また subiculum は正円窓窩上縁から facial recess を結ぶ．FN：顔面神経管，I：キヌタ骨，M：ツチ骨，PE：錐体隆起，S：アブ ミ骨，ST：sinus tympani，SS：sinus subtympanicus，RW：正円窓

B：下鼓室の内視鏡的解剖．finiculus が後鼓室と下鼓室の境界を形成し，それに沿って Jacobson's nerve（Jacobson 神経）が走行する．また protiniculum が前鼓室と下鼓室の境界を形成し，その前方は耳管鼓室口である．耳管と平 行に鼓膜張筋が走行しており鼓膜張筋半管を形成する．I：キヌタ骨，M：ツチ骨，S：アブミ骨，RW：正円窓，

＊：耳管鼓室口

ticulus の内側で上下に交通する．後鼓室の下方の区画は sinus subtympanicus と称され，上方は subiculum，下方は頸静脈球，前方は正円窓と岬角，後方は顔面神経管で画される．後鼓室と下鼓室の境界を形成する骨性隆起は Proctor により sustentaculum promontorii と記載されたが[5]，Marchioni らにより finiculus と改称された[12]．

下鼓室は外耳道の下縁より下方に位置し，前方は protiniculum，内頸動脈，後方は顔面神経管と styloid eminence，頸静脈球，finiculus となる．下鼓室には骨性の隔壁と air cells が存在する．

3．前鼓室

前鼓室は大部分が saccus anticus に由来し，中耳腔のうち鼓膜前縁より前方に存在する空間である．鼓膜の内側にあたる中鼓室に大きく連続する一方で，前方は耳管に向かって急激に収束する．骨部耳管も組織学的には前鼓室と区別がつかないため前鼓室に含めるという考えもある．前鼓室の外側壁は側頭骨鼓室部（tympanic bone）の薄い骨壁（lateral lamina）で構成されており，lateral lamina は顎関節窩と前鼓室を隔てる．前鼓室の内側壁は後方は蝸牛（岬角）であり，前方は頸動脈管である．上方は鼓膜張筋と tensor tympani fold

で，tensor tympani fold を隔てて耳管上陥凹は前上鼓室（anterior epitympanic recess）と隣り合う．下方は protiniculum と呼ばれる大きめの骨稜があり，下鼓室の蜂巣との境界を形成する．

supratubal recess（耳管上陥凹）は上鼓室と鼓膜張筋半管の間の空間で，下方は耳管鼓室口，上方は tensor tympani fold である．内視鏡手術を用いた同部位の観察のためには鼓膜前上象限を挙上または除去する必要がある．tensor tympani fold が不完全な場合，この耳管上陥凹から上鼓室や乳突蜂巣が直接の換気ルートとなる．耳管上陥凹の大きさは tensor tympani fold の位置と角度に依存し，たとえば水平に近い角度をとる tensor tympani fold の場合，耳管上陥凹は小さくなり，反対に垂直に近い角度をとりほぼ cog と一致する角度をとる tensor tympani fold の場合は耳管上陥凹が大きくなる．耳管上陥凹と anterior epitympanic recess の大きさは tensor tympani fold の角度によって言わばトレードオフの関係となる[9]．

おわりに

高解像度のカメラヘッドと細径の内視鏡の登場で中耳腔の微細構造の精細な観察や，より侵襲の

少ない術式の選択が可能となった．粘膜ヒダは位置や大きさに個体差があるものの生体において中耳腔に常に存在する構造物である．中耳腔の粘膜ヒダや靱帯で構成される区画を理解することは安全な手術，正確な手術プランニングの達成において重要である．真珠腫の進展様式や真珠腫と癒着性中耳炎の再発予防のための換気ルートの確保には，これら中耳腔の微細構造の解剖の理解が必須と考えられる．

参考文献

1) Thomassin JM, Korchia D, Doris JM：Endoscopic-guided otosurgery in the prevention of residual cholesteatomas. Laryngoscope, **103**：939-943, 1993.

2) Aimi K：The clinical significance of epitympanic mucosal folds. Arch Otolaryngol, **94**：499-508, 1971.

3) 宮島逸郎：Tympanic Mucosal Fold の臨床解剖学的研究．耳展，補 **3**：217-258, 1981.
　Summary 鼓室峡部と粘膜ヒダについて，カデバ 150 検体を用いた解剖学的な計測を行い文献的考察を加えた報告である．

4) 森満　保：中耳真珠腫の手術．臨床耳科, **12**：92-93, 1985.

5) Proctor B：THE DEVELOPMENT OF THE MIDDLE EAR SPACES AND THEIR SURGICAL SIGNIFICANCE. J Laryngol Otol, **78**：631-648, 1964.
　Summary 中耳の粘膜ヒダの形成を発生学的見地から解説し，顕微鏡を用いた中耳手術における粘膜ヒダの意義を述べている．

6) Sade J：Middle ear mucosa. Arch Otolaryngol, **84**：137-143, 1966.

7) Marchioni D, Alicandri-Ciufelli M, Molteni G, et al：Selective epitympanic dysventilation syndrome. Laryngoscope, **120**：1028-1033, 2010.
　Summary 真珠腫や癒着性中耳炎の成因として，中耳の各コンパートメントの選択的な換気障害という病態を仮説として提案している．

8) 野村恭也, 平出文久：耳科学アトラス 初版—形態と計測値—：72-74．中外医学社, 1974.

9) Yamasoba T, Harada T, Nomura Y：Observations of the anterior epitympanic recess in the human temporal bone. Arch Otolaryngol Head Neck Surg, **116**：566-570, 1990.

10) Mansour S, Magnan J, Haidar H, et al：Comprehensive and Clinical Anatomy of the Middle Ear：83-103. Springer, Berlin, Germany, 2013.

11) Petrus LV, Lo WW：The anterior epitympanic recess：CT anatomy and pathology. AJNR Am J Neuroradiol, **18**：1109-1114, 1997.

12) Marchioni D, Alicandri-Ciufelli M, Piccinini A, et al：Inferior retrotympanum revisited：an endoscopic anatomic study. Laryngoscope, **120**：1880-1886, 2010.

MB ENT, 275：13-22, 2022

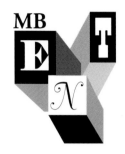

◆特集・経外耳道的内視鏡下耳科手術（TEES）

慢性穿孔性中耳炎に対する
内視鏡を用いた鼓膜再生術

金井理絵[*1]　金丸眞一[*2]

Abstract　鼓膜再生療法の基本手技は新鮮創化によって残存鼓膜から細胞を誘導し，足場となるゼラチンスポンジに塩基性線維芽細胞増殖因子を含浸させたものを留置する，フィブリン糊でこれらを被覆するということであるが，これらが一定期間良好な再生環境におかれることも重要である．

　慢性穿孔性中耳炎の場合は単なる鼓膜穿孔ではなく，耳漏，残存鼓膜の発赤肥厚，湿潤状態，CT で中耳内に軟部組織陰影があるなどの感染・炎症所見を有する場合が多い．このような症例において良好な再生環境を維持するためには，術前に十分な消炎処置を継続し，感染・炎症所見が改善してから本治療を施行すること，手術中に経鼓膜的に鼓室内の清掃・洗浄をしっかり施行することが重要である．内視鏡を用いると鼓膜や鼓室内の状態を詳細に観察することができ，これらの手技をより安全・確実に施行することが可能となる．

Key words　鼓膜再生療法（regenerative treatment for tympanic membrane perforation），新鮮創化（trimming），ゼラチンスポンジ（gelatin sponge），塩基性線維芽細胞増殖因子（basic fibroblast growth factor）

はじめに

　従来の鼓室形成術や鼓膜形成術では自家組織を用いた鼓膜「再建」が施行されてきたが，組織の生着不良による再穿孔，形成された鼓膜の肥厚や浅在化などによって予想したほどは聴力改善が得られない場合がある．

　一方，鼓膜再生療法は組織工学の概念に基づいて開発された新しい低侵襲な鼓膜穿孔閉鎖治療であり，耳後部切開や自家組織採取を要することなく，短時間の手技にて鼓膜を「再生」させることができる[1]．2019 年 11 月 19 日に鼓膜再生療法が健康保険の適用治療となり，同年 12 月 9 日に世界初の鼓膜再生治療薬（リティンパ®，ノーベルファーマ社，東京）の販売が始まり（図 1），それ以後，当院では積極的にリティンパ®を用いた鼓膜再生療法を行っている．

　鼓膜再生療法においては，良好な再生環境が維持される必要があるため，耳内に活動性の炎症を

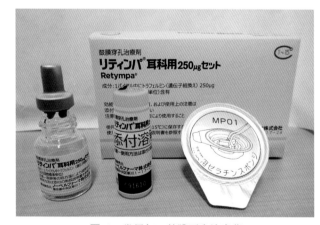

図 1．世界初の鼓膜再生治療薬

[*1] Kanai Rie，〒530-8480　大阪府大阪市北区扇町 2-4-20　田附興風会医学研究所北野病院耳鼻咽喉科・頭頸部外科，副部長

[*2] Kanemaru Shin-ichi，同，部長／兼 難聴・鼓膜再生センター長

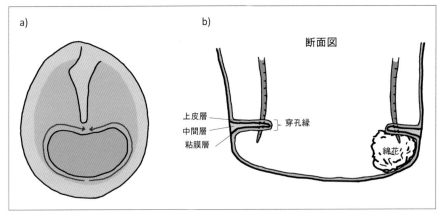

図 2.
新鮮創化の模式図

a) b)
断面図

上皮層
中間層
粘膜層
穿孔縁
綿花

示唆する所見がなく，耳内が乾燥していることが適応条件として必要であるが，慢性穿孔性中耳炎の場合は何らかの炎症・感染所見を有することが少なくない．しかし，このような症例でも事前の消炎処置や手術手技の工夫によって鼓膜再生を成功に導くことができる場合もしばしばある．

　また，内視鏡は顕微鏡と比較して死角となる領域が少なく，鼓膜や鼓室内の状態を詳細に観察できるという大きなメリットがあり，鼓膜や鼓室内に炎症所見を伴うような慢性穿孔性中耳炎の鼓膜再生療法に適していると考えられる．今回は慢性穿孔性中耳炎に対する鼓膜再生療法における手技と内視鏡の利点について実例を交えながら解説する．

鼓膜再生の概念と 3 要素

　組織を再生させるためには細胞，足場，調節因子の 3 要素と，これらが良好な再生環境におかれることが必要である[2]．鼓膜再生療法における 3 要素について説明する．

1．細　胞

　鼓膜輪付近やツチ骨柄周囲に鼓膜再生の源になる組織幹細胞／前駆細胞が存在すること[3]，鼓膜に損傷が加わると，これらの細胞の増生が開始する[4]ことが過去の報告でいわれている．鼓膜再生療法では穿孔辺縁を新鮮創化することによって残存鼓膜から細胞を誘導する．

2．足　場

　熱変性によってコラーゲン分子の 3 重構造が部分的に分解されたものを主成分とするゼラチンスポンジを足場として使用する．ゼラチンスポンジは塩基性線維芽細胞増殖因子（basic fibroblast growth factor；bFGF，一般名：トラフェルミン（遺伝子組換え））の徐放作用があり[5]，かつ，疎な構造であるため細胞の伸長を妨げないという特徴がある．また，元来，鼓膜は円錐状の立体構造であるが，ゼラチンスポンジは自由に形状や大きさを調整することができるため，穿孔縁に接するように留置することが容易である．

3．調節因子

　bFGF を調節因子として用いる．鼓膜は上皮層，固有層，粘膜層の 3 層構造から成り，特に，主に膠原線維によって形成される固有層は鼓膜の形態や強度を維持する重要な構造である．bFGF は固有層の膠原線維を産生する線維芽細胞の増殖や，血管新生を促進する作用を有する[6]．

　鼓膜再生療法用に最適化したゼラチンスポンジを開発し，トラフェルミンとキット化したものがリティンパ® である．

鼓膜再生療法の基本手技

1．麻　酔

　鼓膜表面〜外耳道入口部まで 4％リドカインを含ませた綿花を留置し，浸潤麻酔を行う．器具が接触するため外耳道にも麻酔をしておくことが重要である．不十分な場合は外耳道に 1％E リドカインを注射する．この際，外耳道が注射によって腫脹しないように留意する．

2．新鮮創化

　鼓膜の 3 層構造を貫通するようにローゼン針な

どの器具の先端を挿入し，穿孔縁に沿って全周にわたって新鮮創化を行う（図2-a）．鼓膜にコシがない場合は穿孔縁の裏を支えるように鼓室内に綿花を留置すると操作が容易となる（図2-b）．

3．ゼラチンスポンジの留置

bFGFをゼラチンスポンジに含浸させ，厚さ1〜2 mmの円形に形成する（図3）．小さな穿孔では穿孔縁にスポンジをひっかけるように留置すればよいが，小穿孔以外の中〜大穿孔の場合は複数個のスポンジを層状に鼓室内〜穿孔縁にかけて穿孔縁に接するように留置する．最後に大きめのスポンジで全体を被覆する（図4-a）．

4．フィブリン糊の滴下

トロンビン，フィブリノゲンの2種類の薬液を

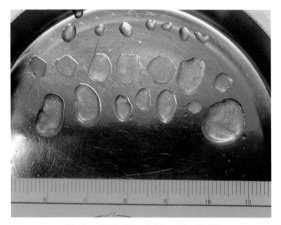

図 3. ゼラチンスポンジの準備

別々にスポンジの表面に滴下する．フィブリン糊はスポンジ全体を被覆し，湿潤環境を維持するために必要である（図4-b）．

手術結果の判定時期とその後の対応

組織の再生にはある程度の期間を要するため，3週間以上経過してから再生が完了しているか，穿孔が残存しているかを確認する．もし再生が完了していなければ4回まで穿孔部位に対し鼓膜再生療法を反復する．自験例では5回以上になると閉鎖率が極めて低かったため，4回までとしている．

鼓膜再生療法の適応判定

次に，鼓膜再生療法の適応判定基準について下記に提示する．必要な手技を確実に施行でき，かつ，3週間以上良好な再生環境を維持しうる症例が適応となる．

① 顕微鏡下で鼓膜穿孔縁の全貌が直視できる：穿孔縁の全貌を硬性内視鏡で観察できたとしても，顕微鏡で直線的に観察できない場合は，術後の処置や外来顕微鏡下で穿孔残存時に鼓膜再生療法を行う場合に難渋する．そのため，これは確実に鼓膜再生療法の手技を完遂するうえで必須の条件である．

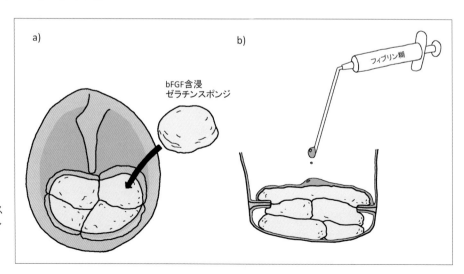

図 4.
bFGF含浸ゼラチンスポンジの留置(a)とフィブリン糊の滴下(b)

② 耳内に活動性の炎症・感染がない：鼓膜や鼓室内が乾燥しており，CT で中耳に軟部組織陰影を認めない症例はよい適応である．逆に耳漏や鼓膜・鼓室内が湿潤状態にある，CT で鼓室や乳突腔内に軟部組織陰影を認める場合などは炎症・感染によって良好な再生環境を維持できない可能性があるため，よい適応とはいえない．

③ 鼓膜穿孔の原因が熱傷や放射線照射ではない

④ 過去に中耳手術が行われていない

⑤ 鼓膜に高度な変形がない

熱傷，放射線治療後，過去に広範囲にわたる手術操作が加わっている場合，手術歴はないが鼓膜に高度な変形がある場合などは残存鼓膜に前駆細胞／組織幹細胞が残存していない可能性があり，鼓膜再生療法には不適である．

手術環境の選択と準備

鼓膜再生療法は顕微鏡の場合は片手に耳鏡を，内視鏡の場合は片手にスコープを保持するため，いずれも片手操作になるが，どちらでも施行可能である．顕微鏡は鼓室内や外耳道深部の観察が困難な場合があるが，器具の干渉がないという利点がある．一方，内視鏡はスコープと器具が干渉するという難点があるが，鼓室内の状態を詳細に観察できるという利点がある．どちらを選択するかは，穿孔へのアクセスのしやすさ，術者の慣れ，診療環境によって決めるのがよいと思われる．

慢性中耳炎に対する鼓膜再生療法の
術前処置と手術手技

慢性穿孔性中耳炎の場合は耳漏がある，鼓膜や鼓室内が湿潤状態にある，CT で鼓室内や乳突腔に炎症を示唆する軟部組織陰影があるなど炎症・感染所見を認めることが多い．このような症例は本来，適応外となってしまうが，術前の消炎処置や手術手技の工夫によって鼓膜再生療法を成功させることができる場合もある．

1．術前処置

耳漏を培養検査に提出し，できる限り起炎菌を同定する．術前に抗菌薬の点耳や内服，耳内の洗浄を反復する．CT にて鼓室や乳突蜂巣内に炎症・感染を疑う陰影があれば，耳処置を継続してから再検し，炎症・感染ができる限りおさまってから鼓膜再生療法を行う．

2．手術手技

慢性穿孔性中耳炎では術前に消炎治療を施行しても，下鼓室，後鼓室，耳管鼓室口，アブミ骨，キヌタ骨長脚周囲，ツチ骨柄の裏など，外来処置時に観察困難な場所に粘液貯留や肉芽を認めることが多い．内視鏡を用いるとこれらの部位を観察することが可能となる．さらに，30°のスコープを用いると穿孔の部位や大きさによっては後鼓室やアブミ骨周囲，鼓索神経などがより観察しやすくなる場合もある．

炎症病巣を放置したまま鼓膜再生療法を行うと，感染の悪化，耳漏によるスポンジの溶解などによって，再生が進まなくなる可能性がある．そのため，慢性穿孔性中耳炎の場合は通常の鼓膜再生療法の手順に加えて，経鼓膜的に穿孔部分から鼓室内の清掃，洗浄などを行う必要がある．以下に当科で施行している方法を提示する．

1）鼓室内の清掃：穿孔部分から鼓室内に綿球を挿入する．これを鼓室の辺縁や耳小骨周囲に沿って滑らすように動かし，鼓室内の粘液を綿球にからませて除去する(図 5-a, b)．多少，ブラインド操作になるが，鼓室内の解剖を熟知したうえで，内視鏡下で観察しながら操作すれば安全に施行できる．

2）鼓室内の洗浄：シリンジに長い点滴針などを装着し，鼓室内を洗浄すると水流によって鼓室内や耳小骨周囲に貯留していた粘液などが流出し，除去しやすくなる(図 5-c)．まず，イソジン®を生理食塩水で希釈したもので洗浄し，それから通常の生理食塩水で複数回洗浄する．この際，冷水を用いると激しいめまいが生じるため，人肌程度の温度にして使用する．

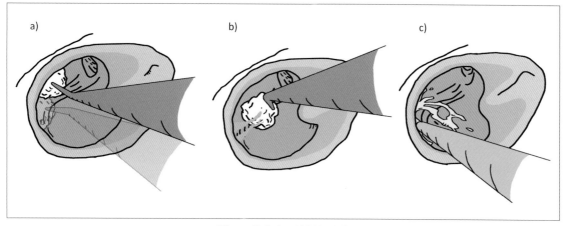

図 5. 鼓室内の清掃と洗浄
a，b：鼓室内の辺縁に沿わせて綿球を動かし，粘液（緑色）をからめとる
c：鼓室内を温生食で洗浄する

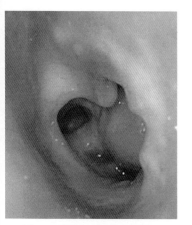

図 6. 症例 1：77 歳，男性.
　　初診時左鼓膜写真

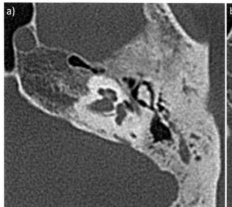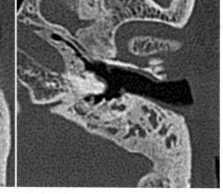

図 7. 症例 1：側頭骨 CT（軸位断）
a：上鼓室，乳突腔に含気あり
b：乳突蜂巣に軟部組織陰影あり

ただし，上鼓室方向の炎症病巣については経鼓膜的な清掃・洗浄では限界があるので，今後，上鼓室方向も含めて鼓室内の様々な方向を洗浄できるような機器の開発が望まれる．

次に，実際の症例を提示しながら慢性中耳炎に対する内視鏡下での鼓膜再生療法の手技について説明する．

症例 1

77 歳，男性

【主　訴】　両難聴

両側とも慢性穿孔性中耳炎による鼓膜穿孔，残存鼓膜・鼓室粘膜の発赤肥厚，耳漏，難聴を認めた（図 6，左耳のみ提示）．日常的に左耳に補聴器を装用していた．パッチテストで改善あり，左耳に鼓膜再生療法を施行する予定とした．CT では乳突蜂巣に一部陰影を認めたが，上鼓室，乳突腔の含気は良好であった（図 7）．手術待機期間中に左耳漏が増加したため，タリビット®点耳薬を投与し，消炎したのちに手術を施行した．

【手術所見】

局所麻酔下，内視鏡下にて鼓膜再生療法を含む鼓室形成術 I 型を施行した．4％リドカイン綿花による浸潤麻酔と外耳道に 1％E リドカインを注射した．

穿孔縁の裏に支えるように綿花を留置し，穿孔縁の新鮮創化を行った（図 8-a～c）．新鮮創化後に前鼓室，下鼓室，後鼓室，アブミ骨周囲を綿花で

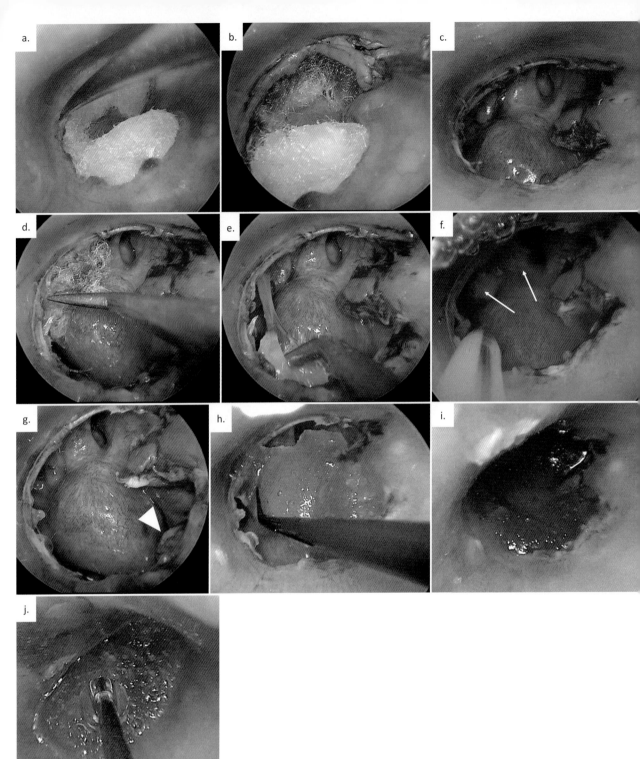

図 8. 症例 1：手術所見

a，b：綿花を穿孔縁の裏を支えるように留置し，新鮮創化を施行
c：全周性に新鮮創化を施行した
d，e：綿花を鼓室内に沿って動かし，粘液を除去清掃
f：希釈したイソジン生食で鼓室内を洗浄．鼓室内の陥凹部分から粘液（白矢印）流出し，吸引除去
g：鼓室内の清掃・洗浄終了後．I-S joint が見えている（白矢頭）
h，i：bFGF 含浸ゼラチンスポンジを留置
j：大きなスポンジでカバーし，フィブリン糊を滴下

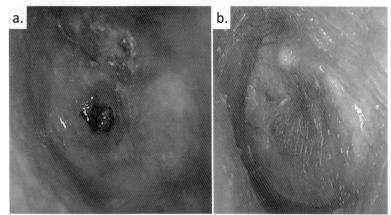

図 9.
症例1：術後経過
　a：手術1か月後
　b：手術2か月後

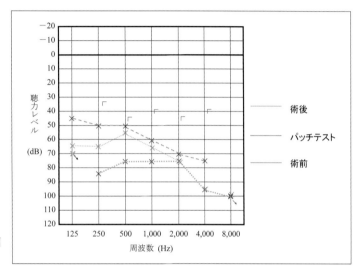

図 10.
症例1：手術3か月後の聴力図

複数回ぬぐい，粘液を徹底的に除去した．鼓室内を観察し，キヌタ・アブミ関節やアブミ骨周囲の操作は30°の内視鏡を用いて行った．鼓室内を洗浄すると鼓室の辺縁から粘液の流出を認めたため，吸引や綿花でぬぐう操作を行い除去した（図8-d～g）．bFGF含浸ゼラチンスポンジを鼓室内から穿孔縁に接するように複数層で留置した（図8-h, i）．最後に大きなゼラチンスポンジで全体を被覆してフィブリン糊を滴下し（図8-j），手術を終了した．

【術後経過】

手術1か月後：再生が完了しておらず，小さな穿孔を認めた（図9-a）．鼓室内に黄色粘液があり，感染が疑われたので，タリビット®点耳薬を施行．

手術2か月後：2回目の鼓膜再生療法を予定していたが，穿孔部分は自然閉鎖し，鼓膜の形態も良好であった（図9-b）．

手術3か月後：聴力は低音域を中心に改善し，術前パッチテストよりも良好な結果が得られた（図10）．現在，補聴器を要するが，自覚的に術前よりも言語聴取は改善した．

症例2

72歳，男性

【主　訴】　右難聴

初診時に右鼓膜穿孔と残存鼓膜の発赤肥厚を認め，湿潤状態であった（図11-a）．パッチテストで右聴力は改善したが，CTにて上鼓室～乳突蜂巣内に軟部組織陰影を認めたため（図11-b），まずは点耳薬などを投与し，消炎をはかった．4か月後には鼓膜所見は改善し，CT上も陰影が消失したため（図11-c, d），鼓膜再生療法を施行した．

【手術所見】

麻酔は症例1と同様に施行した．石灰化部分を

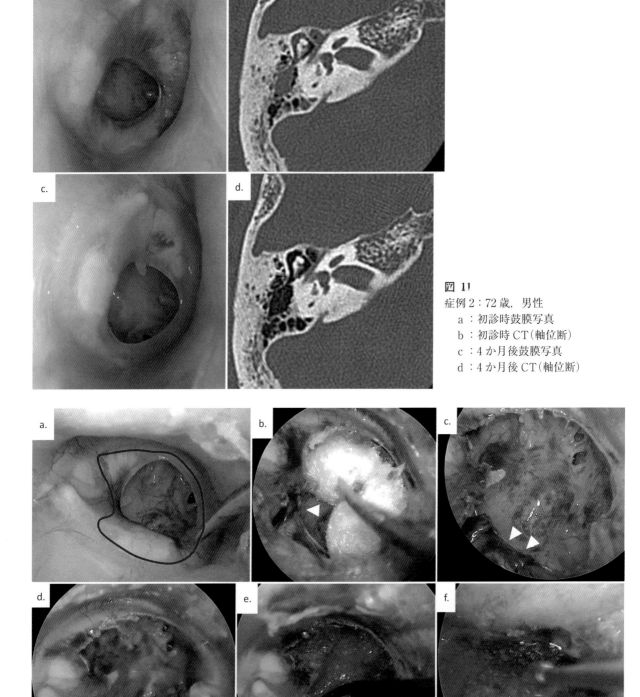

図 11
症例 2：72 歳，男性
　a：初診時鼓膜写真
　b：初診時 CT（軸位断）
　c：4 か月後鼓膜写真
　d：4 か月後 CT（軸位断）

図 12. 症例 2：手術所見
　a：赤線の範囲で石灰化を含めて除去した
　b：鼓膜欠損部から鼓室内を観察．ツチ骨，キヌタ骨長脚の間に索状物（白矢頭）があり切除
　c：アブミ骨下縁～岬角に索状物があり除去（白矢頭）
　d：新鮮創化終了時
　e：bFGF 含浸ゼラチンスポンジ留置
　f：フィブリン糊滴下

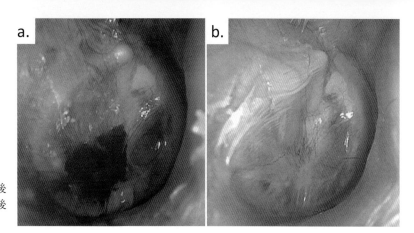

図 13.
症例 2：術後経過
　a：手術 1 か月後
　b：手術 4 か月後

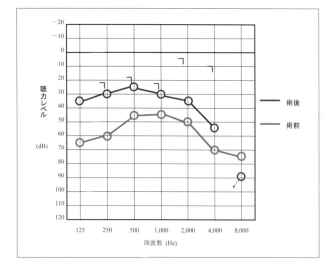

図 14. 症例 2：手術 4 か月後の聴力図

含めて赤線の範囲を新鮮創化した（図12-a）．綿球を用いた鼓室内の清掃と洗浄を行った．内視鏡で観察するとキヌタ骨長脚の先端とツチ骨柄の裏面が索状の組織でつながっていた（図12-b）．また，キヌタ・アブミ関節と岬角も索状の組織でつながっていた（図12-c）．アブミ骨の可動性を制限していたため，これらの組織を切離・除去した．症例 1 と同様に bFGF 含浸ゼラチンスポンジの留置，フィブリン糊滴下を施行した（図12-e, f）．

【術後経過】
手術 1 か月後：再生が完了し穿孔は閉鎖した．一部，湿潤状態であったため（図13-a），タリビット®点耳薬，リンデロン®点耳薬を投与した．
手術 4 か月後：乾燥した良好な形態の鼓膜となった（図13-b）．聴力は低～中音域中心に改善した（図14）．

これらの症例では内視鏡を用いることによって鼓室内や耳小骨周囲の炎症病巣を詳細に観察することができた．また，内視鏡手術は片手操作であるため，自家組織による大穿孔の再建に難渋することがあり，術後に自家組織がズレたり鼓室側に落ち込むことも懸念される．しかし，本術式ではスポンジの留置のみであるため，そのような可能性は低く，術者の負担も軽減されると思われる．

慢性中耳炎に対する鼓膜再生療法の術後管理

1．手術終了直後の管理
本術式は小児や体動の激しい成人以外では局所麻酔下で施行可能であるが，鼓室内への麻酔薬の浸透や鼓室内洗浄の影響によって手術後にめまいが生じる場合があるので，今回提示したような術式では術後 1 泊の入院を勧めている．

2．手術後から初回受診時までの管理
再生完了の有無は先にも述べたように術後 3 週間以上経過してから確認する．術後約 1 週間は抗菌薬を内服する．点耳薬は再生環境を乱してしまうので，術後初回の診察までは使用しないようにする．

3．術後初回診察後の管理
術後初回診察時に再生が完了していない場合は，その場で 2 回目の鼓膜再生療法を行う．ただし，感染が疑われる場合は抗菌薬の内服や点耳を行い，数週間後にある程度消炎してから 2 回目以降の治療を行う．ステロイド点耳薬は創傷治癒を

阻害し，穿孔が拡大する可能性があるので，再生が完了していない時点では使用しない．また，症例1のように残存穿孔が自然閉鎖する場合もあるが，再手術をせずに長期間経過すると，穿孔が拡大することが多いので注意が必要である．

術後初回診察時に再生が完了しているが，鼓膜に発赤腫脹，湿潤などの所見を認める場合は症例2のように消炎目的でステロイド点耳薬や抗菌作用のある点耳薬を使用する．

4．手術終了以降の患者への注意事項

鼻をすする，鼻をかむという行為はスポンジの脱落や再生したばかりの鼓膜が陥凹してしまう原因になる．したがって，穿孔が閉鎖し，かつ鼓膜の形態がしっかりした状態になるまではこのような行為は厳禁であることを説明する．また，耳内に水を入れる，補聴器を挿入するなどの行為も感染につながるので禁止する．

まとめ

感染・炎症を伴う慢性穿孔性中耳炎に対する鼓膜再生療法について述べた．内視鏡下で経鼓膜的に鼓室内を観察し，清掃・洗浄を行い，良好な再生環境を作ることが重要である．成人であれば局所麻酔下かつ短時間で施行しうる治療法である．低侵襲であるため，併存疾患を有する高齢者や，できる限り短い入院期間での治療を希望する患者など，幅広い患者層に適応可能である．

参考文献

1) Kanemaru S, Umeda H, Kitani Y, et al：Regenerative treatment for tympanic membrane perforation. Otol Neurotol, **32**：1218-1223, 2011.
　Summary ヒト鼓膜の慢性化した穿孔に対し，新鮮創化，bFGF 含浸ゼラチンスポンジ留置，フィブリン糊滴下を行い，98.1%（52/53）の再生成功率を示した．

2) Lokmic Z, Mitchell GM：Engineering the microcirculation. Tissue Eng Part B Rev, **14**：87-103, 2008.

3) Knutsson J, von Unge M, Rask-Andersen H：Localization of progenitor/stem cells in the human tympanic membrane. Audiol Neurootol, **16**：263-269, 2011.
　Summary ヒト鼓膜の上皮層において鼓膜輪，ツチ骨柄，ツチ骨臍に組織幹細胞／前駆細胞が存在する可能性が示唆された．

4) Liew LJ, Chen LQ, Wang AY, et al：Tympanic Membrane Derived Stem Cell-Like Cultures for Tissue Regeneration. Stem Cells Dev, **15**：649-657, 2018.
　Summary 鼓膜への外傷がトリガーとなり，鼓膜臍部のオルガノイドから早期に細胞が増殖した．

5) Tabata Y, Nagano A, Ikada Y：Biodegradation of hydrogel carrier incorporating fibroblast growth factor. Tissue Eng, **5**：127-138, 1999.

6) Mondain M, Ryan A：Histological study of the healing of traumatic tympanic membrane perforation after basic fibroblast growth factor application. Laryngoscope, **103**：312-318, 1993.

MB ENT, 275：23-28, 2022

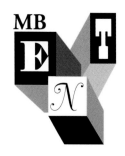

◆特集・経外耳道的内視鏡下耳科手術(TEES)

耳管上陥凹(S1)，鼓室洞(S2)進展に対する手術手技

水足邦雄*

Abstract 耳管上陥凹や鼓室洞などは中耳手術の"difficult access site"とされ，真珠腫手術では遺残性再発の好発部位とされている．耳管上陥凹や鼓室洞は複雑な解剖構造をもつが，内視鏡を活用することによって解剖学的特質の理解が容易となる．耳管上陥凹を含む前上鼓室には上鼓室前骨板と鼓膜張筋ヒダが存在するが，その位置関係にはバリエーションがある．鼓膜張筋ヒダの開放による換気ルート確保は真珠腫の再形成再発予防のためにも必要と考えられているが，確実な開放のためには解剖の理解と，内視鏡操作の工夫が必要となる．また，鼓室洞は顕微鏡による観察では死角となることが多い部位であり，内視鏡の使用がもっとも威力を発揮する．しかし，内視鏡で観察ができたとしても，かならずしも内視鏡下で病変処理が完遂できるわけではない．そのため，弯曲の強い器材の使用などの工夫をすることで安全な病変処理が可能となる．

Key words 耳管上陥凹(supratubal recess)，前上鼓室(anterior epitympanic space；AES)，鼓膜張筋ヒダ(tensor fold)，上鼓室前骨板(cog)，鼓室洞(sinus tympani)，TEES(transcanal endoscopic ear surgery)

はじめに

耳科手術における内視鏡の使用は顕微鏡操作の補助として以前から行われている．内視鏡の広角の視野を活用することで，従来の顕微鏡下耳科手術では死角となる構造を容易に観察することが可能であり，さらに内視鏡を対象物に接近させることで顕微鏡以上の拡大視で操作が行える．この内視鏡の特性を最大限活用し，外耳道を「アクセスルート」として使用することで，外切開を行わず最低限の骨削開により顕微鏡以上の視野を得ることができる経外耳道的内視鏡下耳科手術(transcanal endoscopic ear surgery；TEES)は，その有用性が広く認識され現在多くの施設で導入されている．特に，耳後部切開が不要であること，乳突洞骨の削開を最小限にできることからTEESは低侵襲手術を可能とする技術である[1)2)]．それだけでなく，経外耳道的に内視鏡を病変部に近接させるように挿入することで，顕微鏡手術の際に視野の妨げとなっている狭小部位(特に外耳道)をバイパスし，より良好な術野を確保することができる．

その特性は，従来の顕微鏡手術では死角となる部分の観察が容易な"difficult access site"とされている耳管上陥凹(STAM分類S1)，鼓室洞(STAM分類S2)[3)]に対する病変で，もっとも効果的に威力を発揮することができる[4)]．本稿では，これら耳管上陥凹と鼓室洞の解剖および病変除去について解説する．

前上鼓室・耳管上陥凹(S1)の解剖と，鼓膜張筋ヒダの開放手技

中耳上皮は第一咽頭嚢が陥凹し既存の間葉組織を置換して発育する．その過程で4つのembryonic pouchが形成され，それぞれが分化するだけでなく2つ以上のpouchが癒合して鼓室の粘膜ヒダが形成されていく[5)]．鼓室の粘膜ヒダの中でも

* Mizutari Kunio, 〒 359-8513 埼玉県所沢市並木3-2 防衛医科大学校耳鼻咽喉科学講座, 講師

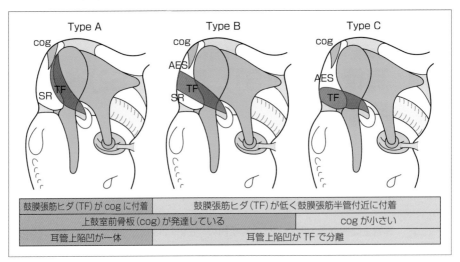

図 1. 耳管上陥凹から上鼓室の解剖バリエーション

SR；supratubal recess（耳管上陥凹），TF；tensor fold（鼓膜張筋ヒダ），cog；transverse crest（上鼓室前骨板），AES；anterior epitympanic space（前上鼓室）
（文献 10 より改変引用）

前ツチ骨靱帯ヒダや後キヌタ骨ヒダなど，靱帯と組み合わせて存在するものを composite fold といい，ほとんど位置の個人差が生じないのに対して，鼓膜張筋ヒダは saccus medius と saccus anticus の 2 つの嚢が癒合して生じる duplicate fold に分類され，癒合が生じる場所が一定でないため症例ごとに個体差が生じる．そのため，前上鼓室（anterior epitympanic space；AES）の解剖にはバリエーションがあることが以前から知られており，上鼓室前骨板（cog）と鼓膜張筋ヒダの位置関係によって分類されている[6)7)]．従来の顕微鏡手術では鼓室の前上方は観察が困難なこともあるが，広角な内視鏡手術の視野では観察が圧倒的に容易となるため，近年内視鏡による解剖学的な再検討が行われている[8)]．本稿では，内視鏡下に正常時の観察を行った研究である Li の分類[7)]を解説する．本文類では，Type A：鼓膜張筋ヒダが垂直方向に走行し，鼓膜張筋腱と cog の間にある，Type B：鼓膜張筋ヒダが斜め方向に走行し，鼓膜張筋腱と鼓室天蓋の間にある，Type C：鼓膜張筋ヒダが水平方向に走行し，鼓膜張筋腱と鼓膜張筋半管の間にある，の 3 つに分類する（図 1）．（*脚注：本邦での耳管上陥凹の定義は cog の前方および鼓膜張筋半管の上方であるが，米国では上方限界が鼓膜張筋ヒダまでと定義されており，国によ

り示す解剖範囲が異なっているため，論文を読む際に注意が必要である．）

弛緩部型真珠腫の手術においては，特に再形成再発を防止するためには耳管から上鼓室を経由し乳突洞へ至る鼓室前方換気ルートを確保することの重要性が指摘されている[9)10)]．この耳管上陥凹から前上鼓室への鼓室前方の換気ルートを遮断する構造物が，閉鎖した鼓膜張筋ヒダである．日本人では鼓膜張筋半管が水平もしくは斜めに走行していることが多く顕微鏡下での観察が難しいことが多いため[11)]，同部位の処置は TEES が圧倒的に有利である．実際の鼓膜張筋ヒダ開放の場面を，解剖バリエーションごとに図 2 に提示する．Type A では上鼓室前骨板は鼓膜張筋ヒダと連続しているため，顕微鏡下の手術でも経外耳道，経乳突洞のいずれでも鼓膜張筋ヒダの観察および開放作業が可能である．もちろん内視鏡下であれば，さらに簡単に確認と開放作業ができる．ただし，日本人には少ないバリエーションであり[6)11)]，Type A に類似した cog から下方に連続するヒダ状の構造物の奥に本来の鼓膜張筋ヒダが Type B もしくは C で存在することも少なくないため，Type A と思っても，かならず鼓膜張筋腱のレベルまで内視鏡で確認する必要があることに留意する．Type B は cog（矢尻）と開放された鼓膜張筋ヒダに連続

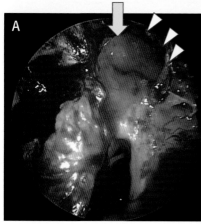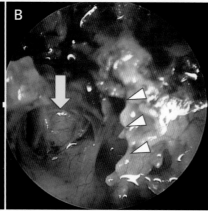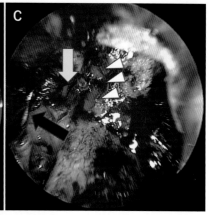

図 2. TEES による鼓膜張筋ヒダの開放

A：Type A. 上鼓室前骨板（cog, 矢尻）は開放された鼓膜張筋ヒダ（黄矢印）と連続しており，内視鏡では容易に観察および開放作業が可能．また，顕微鏡下の手術でも Type A の症例は明視下に鼓膜張筋ヒダの開放が可能となる

B：Type B. cog（矢尻）と開放された鼓膜張筋ヒダ（黄矢印）に連続性はなく，内視鏡を Type A の時よりかなり鼓室前方に挿入しないと鼓膜張筋ヒダを明視下に確認することが難しくなる

C：Type C. cog（矢尻）は低形成で，開放された鼓膜張筋ヒダ（黄矢印）とは連続性がない．鼓膜張筋ヒダの前方端は鼓膜張筋腱の前方にある鼓膜張筋半管に付着するため，0°の内視鏡ではツチ骨頭を摘出してあっても観察することが難しいため，剥離子（青矢印）でツチ骨を下方に圧排することで，初めて鼓膜張筋ヒダを明視下に置くことができる

性がない．そのため，cog を確認した後に内視鏡を鼓室前方にしっかりと挿入して初めて鼓膜張筋ヒダを明視下に確認することができる．前鼓室の大きさにもよるが，一般的にはツチ骨頭が残存していると内視鏡を用いても鼓膜張筋ヒダの明視下操作は不可能であり，顕微鏡下では鼓膜張筋ヒダの確認も不可能となる．そのため，耳小骨連鎖を保存する術式の場合には鼓膜張筋ヒダの開放ができない場合があることを心得たうえで術式を選択する必要がある．また，ツチ骨頭が摘出されていれば顕微鏡下での鼓膜張筋ヒダの観察は可能であるが，その場合は剥離子や探針を用いてツチ骨を下方に押し下げて，鼓室前方の視野を意識的に確保する必要がある．Type C では一般的に cog は低形成で，こちらも鼓膜張筋ヒダとは連続性がない．鼓膜張筋ヒダの前方端は鼓膜張筋腱の前方にある鼓膜張筋半管に付着するため，0°の内視鏡ではツチ骨頭を摘出してあっても観察することが難しい．むろん顕微鏡手術では鼓膜張筋ヒダを観察することは，ツチ骨を全摘出しない限りほぼ不可能と考えてよい．内視鏡下であっても剥離子でツチ骨を下方に圧排する，もしくは斜視鏡を使用することで，初めて鼓膜張筋ヒダを明視下で開放す

ることができる．

　筆者らは，内視鏡下に鼓膜張筋ヒダの開放を行った弛緩部型真珠腫症例において，術後 1 年の時点で 81.0％と高い前鼓室開存が得られており，高い前鼓室の開存率が真珠腫再発の予防となることを報告している．また，術後 1 年の時点で鼓室前方ルートが開存している症例では閉鎖している症例に比べ再発率が低かったことから，明視下に同部位を開放することが再形成再発の予防となると考えている[11]．

鼓室洞（S2）の解剖と病変除去の手技

　鼓室後方の構造は複雑である．後鼓室（retrotympanum）は subiculum で superior part と inferior part に分けられる．superior retrotympanum のうち，ponticulus と subiculum に挟まれ，錐体隆起より深部の空間を鼓室洞（sinus tympani）と呼ぶ．なお，同部位の錐体隆起より浅層の部位を顔面神経窩（facial recess）と呼ぶ（図3-a）．鼓室洞は錐体隆起および顔面神経垂直部の内側に入り込むように内側後方に拡がる空間である．鼓室洞は顔面神経垂直部の走行が邪魔となり，顕微鏡での観察が困難な部位であるため，真珠腫が上鼓室か

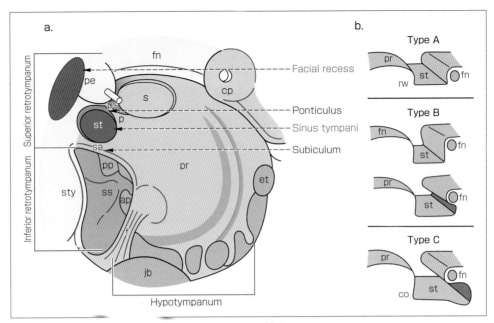

図 3. 鼓室後方の解剖と分類

a：鼓室後方の構造. 後鼓室（retrotympanum）は subiculum で superior part と inferior part に分けられる. superior retrotympanum のうち，ponticulus と subiculum に挟まれ，錐体隆起より深部の空間を鼓室洞（sinus tympani）と呼ぶ. なお，同部位の錐体隆起より浅層の部位を顔面神経窩（facial recess）と呼ぶ

b：鼓室洞の分類. 鼓室洞はその深度により Type A～C までに分類される. Type A と Type B の場合は TEES で対応可能であるが，Type C の場合は内視鏡でも鼓室洞最深部の観察や操作が困難である

pr；promontory, s；stapes, et；eustachian tube, ap；anterior pillar, pp；posterior pillar, jb；jugular bulb, ss；sinus subtympanicus, sty；styloid complex, p；ponticulus, st；sinus tympani, ps；posterior sinus, pe；pyramidal eminence, fn；facial nerve, cp；cochleariform process, rw；round window, co；cochlea

（文献 13 より改変引用）

ら posterior pouch を通って後鼓室に下垂している holotympanic cholesteatoma や，緊張部型真珠腫は再発率が高いことが知られていた. これは顕微鏡下で鼓室洞に入り込んだ真珠腫を摘出する際にブラインド操作になってしまうためである. 一方，内視鏡を用いることで鼓室洞付近に内視鏡先端を近接させることで，広角の視野を活用して，多くの鼓室洞を明視下に手術することが可能である. 鼓室洞の深さ，すなわち顔面神経垂直部の裏面にどの程度入り込んでいるかは，個人差が大きい. そのため，CT 画像による評価法により鼓室洞形態を Type A，Type B，Type C の 3 つに分ける分類が利用されている（図3-b）[12]. Type A から Type C になるほど鼓室洞は深くなり，Type A と Type B の場合は TEES で対応可能である[13].

一方，頻度は低いが Type C の場合は内視鏡でも鼓室洞最深部の観察や操作は行うことができないことに留意する.

実際の真珠腫症例における鼓室洞操作の様子を図4に示した. 弛緩部型真珠腫の posterior pouch 型や緊張部型真珠腫のように鼓室洞に進展する病変はアブミ骨上部構造が病変に巻き込まれていることがしばしば認められる. そのため，鼓室洞の操作に入る前に，アブミ骨病変を先に除去する必要があることが多い（図4-A）. アブミ骨病変，鼓室洞病変ともに，広角の内視鏡で観察をすることができても，通常の顕微鏡手術で使用している直線的な鋼製器材では先端が病変部に届かないことがある. そのため，TEES 用に開発された先端の弯曲が強い鋼製器材を使用するとよい. 図4-D は

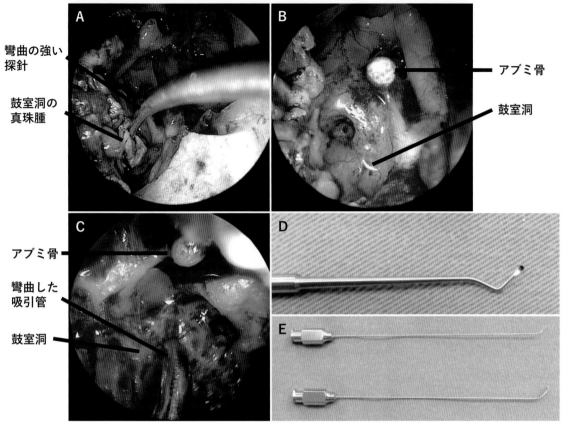

図 4．TEES による鼓室洞操作の実際

A，B：緊張部型真珠腫症例に対する TEES での鼓室洞操作
　A：真珠腫摘出中の鼓室洞所見．弯曲の強い探針でアブミ骨から真珠腫の剥離を行っている．
　探針は顕微鏡手術で使用するものより弯曲が強いほうが鼓室洞の操作は容易となる．B：真珠
　腫摘出後の鼓室洞所見．アブミ骨および鼓室洞から完全に真珠腫が挙上，摘出ができていることが
　確認できる
C：癒着性中耳炎症例に対する TEES での鼓室洞操作
　45°の内視鏡で観察した鼓室洞．特に，斜視鏡を使用している時には，観察できている鼓室洞に
　器具が届かないことがしばしば起こる．そのため，顕微鏡手術では使用しない強い弯曲の剥離子
　や吸引を使うことで，初めて操作が可能となる
D，E：TEES で用いる弯曲の強い剥離子および吸引嘴管
　C で用いている吸引嘴管は，E の下で示している

TEES 用の THOMASSIN 剥離子のダブルベント
タイプ，また図 4-E には先端だけが強く弯曲した
吸引嘴管を示した．また，図 4-A でも顕微鏡手術
で使用している探針より先端の弯曲が強いタイプ
のものを使用している．鼓室洞病変の剥離挙上
は，もちろん内視鏡で良好な視野が取れても，決
して技術的に容易なものではないが，コツとして
鼓室洞が浅い錐体隆起の基部から剥離を始め，
徐々に下方に向けて剥離操作を進めていくとよ
い．図 4-B には真珠腫摘出後の鼓室洞所見を示し
ているが，内視鏡の視野を活用してアブミ骨およ
び鼓室洞から完全に真珠腫が挙上，摘出ができて
いることが確認できる．さらに，図 4-C には 45°
の内視鏡で観察した癒着性中耳炎例の鼓室洞を
示す．特に，斜視鏡を使用している時には，観察
できている鼓室洞に器具が届かないことがしばし
ば起こるので，前述のとおり弯曲の剥離子や吸引
を使うことで初めて操作が可能となる．この図の
ような視野は顕微鏡では得られず，もっとも内視
鏡の特性を発揮している手術である．

おわりに

　TEES には「よく見える」という大きなメリットがあることは前述のとおりである．しかし，実際の手術では詳細な中耳解剖を正しく理解したうえで，これらの構造物を「自ら見に行く」姿勢がなければ difficult access site の手術を安全に行うことはできない．症例ごとの中耳解剖と病態を術前に正確に把握し，それに対する適切な手術治療を行うことは TEES であっても顕微鏡手術であっても全く同様である．

参考文献

1) Kakehata S, Furukawa T, Ito T, et al：Comparison of Postoperative Pain in Patients Following Transcanal Endoscopic Versus Microscopic Ear Surgery. Otol Neurotol, **39**：847-853, 2018. doi：10.1097/MAO.0000000000001864.

2) Kakehata S, Watanabe T, Ito T, et al：Extension of indications for transcanal endoscopic ear surgery using an ultrasonic bone curette for cholesteatomas. Otol Neurotol, **35**：101-107, 2014. doi：10.1097/MAO.0b013e3182a446bc.

3) Yung M, Tono T, Olszewska E, et al：EAONO/JOS Joint Consensus Statements on the Definitions, Classification and Staging of Middle Ear Cholesteatoma. J Int Adv Otol, **13**：1-8, 2017. doi：10.5152/iao.2017.3363.
　Summary　中耳真珠腫の国際分類．耳管上陥凹を S1，鼓室洞を S2 と定義し，いずれも difficult access site としている．

4) Presutti L, Gioacchini FM, Alicandri-Ciufelli M, et al：Results of endoscopic middle ear surgery for cholesteatoma treatment：a systematic review. Acta Otorhinolaryngol Ital, **34**：153-157, 2014.

5) Yamasoba T, Harada T, Nomura Y：Observations of the anterior epitympanic recess in the human temporal bone. Arch Otolaryngol Head Neck Surg, **116**：566-570, 1990. doi：10.1001/archotol.1990.01870050066008.

6) Palva T, Ramsay H, Bohling T：Tensor fold and anterior epitympanum. Am J Otol, **18**：307-316, 1997.

7) Li B, Doan P, Gruhl RR, et al：Endoscopic Anatomy of the Tensor Fold and Anterior Attic. Otolaryngol Head Neck Surg, **158**：358-363, 2018. doi：10.1177/0194599817739295.

8) Marchioni D, Mattioli F, Alicandri-Ciufelli M, et al：Endoscopic approach to tensor fold in patients with attic cholesteatoma. Acta Otolaryngol, **129**：946-954, 2009. doi：10.1080/00016480802468187.

9) Morimitsu T, Nagai T, Nagai M, et al：Pathogenesis of cholesteatoma based on clinical results of anterior tympanotomy. Auris Nasus Larynx, **16** Suppl 1：S9-S14, 1989. doi：10.1016/s0385-8146(89)80024-0.

10) Mizutari K, Takihata S, Kimura E, et al：Patency of Anterior Epitympanic Space and Surgical Outcomes After Endoscopic Ear Surgery for the Attic Cholesteatoma. Otol Neurotol, **42**：266-273, 2021. doi：10.1097/MAO.0000000000002872.
　Summary　弛緩部型真珠腫の TEES で鼓膜張筋ヒダを開放した場合，術後 81.0％で鼓室前方換気ルートの開存が観察された．真珠腫再発率は 4.9％で，聴力改善率は気骨導差 20 dB 以内の症例が 75.6％であった．

11) Marchioni D, Valerini S, Mattioli F, et al：Radiological assessment of the sinus tympani：temporal bone HRCT analyses and surgically related findings. Surg Radiol Anat, **37**：385-392, 2015. doi：10.1007/s00276-014-1366-7.
　Summary　CT 画像による評価法により鼓室洞形態を Type A，Type B，Type C の 3 つに分類した．

12) Tarabichi M, Kapadia M：Principles of endoscopic ear surgery. Curr Opin Otolaryngol Head Neck Surg, **24**：382-387, 2016. doi：10.1097/MOO.0000000000000296.

13) Presutti L, Marchioni D：Endoscopic ear surgery：principles, indications, and techniques. Thieme, 2014.

MB ENT, 275：29-37, 2022

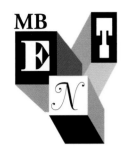

◆特集・経外耳道的内視鏡下耳科手術(TEES)

小児真珠腫に対する手術手技

宮下武憲*

Abstract 病変が鼓室に限局する小児真珠腫では TEES が特に有用である．小児では解剖学的・生理学的特徴が成人と異なるため，その特徴を理解した手術手技や治療計画が必要となる．小児では外耳道が狭いため細径内視鏡を用いる．また，術後に側頭骨が成長することを想定し，外耳道後壁を温存する．先天性真珠腫の基部，発生母地である鼓膜張筋腱周囲を明視下に摘出することが遺残再発防止に重要である．滲出性中耳炎を合併する場合は，MRI 拡散強調像(non-EPI)を追加し，進展範囲を評価する．TEESでは，真珠腫母膜を傷つけないようにtympanomeatal flap を挙上し視野を確保する．真珠腫が大きい場合は，内減圧により剝離面を明視下において剝離する．鼓膜張筋腱周囲に癒着する母膜も丁寧に除去する．シリコン膜付きコラーゲンスポンジを術後の耳内創部にあてることで術後の耳内パッキングは不要となり術後処置がしやすい．

Key words 先天性真珠腫(congenital cholesteatoma)，経外耳道的内視鏡下耳科手術(transcanal endoscopic ear surgery)，鼓膜張筋腱(tensor tympani tendon)，小児(child)，鼓室形成術(tympanoplasty)，進展度分類(stage classification)

はじめに

小児では解剖学的・生理学的特徴が成人と異なるため，その特徴を理解した手術手技や治療計画が必要となる．小児では外耳道が狭く[1]，側頭骨も小さいため[2][3]，細径内視鏡(外径 2.7 mm もしくは 3.0 mm)を用いる必要がある[4]．また，術後に側頭骨が成長することを想定し[2]，外耳道後壁を温存する．小児真珠腫においてはその基部，発生母地である鼓膜張筋腱(匙状突起)周囲[5][6]を明視下に摘出することが遺残再発防止には重要である．

小児真珠腫には，① 先天性真珠腫，② 緊張部型真珠腫，③ 弛緩部型真珠腫がある．特に，先天性真珠腫と緊張部型真珠腫では早期に発見されると鼓室に限局していることが多く，鼓室に限局した真珠腫では耳小骨周囲の操作が必要な場合でも外耳道後壁を温存でき，最小限の骨削開で施行でき

る TEES(transcanal endoscopic ear surgery；経外耳道的内視鏡下耳科手術)が極めて有用である．鼓室に限局した先天性真珠腫では，鼓膜穿孔もなく鼓膜再建の必要もないことから，TEES を用いることで外耳道内以外の皮膚切開も不要であり，術後の疼痛も大きく軽減され[7]，低侵襲に真珠腫を摘出できる．TEES 以外のアプローチとして，鼓膜を切開して鼓室にアプローチする，経鼓膜アプローチにて真珠腫を摘出する方法も行われているが，TEES と比較して視野が狭く，特に先天性真珠腫の基部であり，真珠腫が遺残しやすい鼓膜張筋腱周囲の操作が難しい．我々は鼓室に限局する小児真珠腫では TEES を第一選択としている．

小児では解剖学的・生理学的特徴が次の 2 点で成人と異なるため，その特徴を考慮したうえで治療方針の検討が必要である．

1) 小児では外耳道が狭く[1]，側頭骨も小さい[2][3]．側頭骨は 3〜5 歳までは急激に増大・発育

* Miyashita Takenori, 〒 761-0793 香川県木田郡三木町池戸 1750-1　香川大学医学部耳鼻咽喉科，准教授

し，14～15歳頃まで増大する．

　2）耳管機能も未熟であることが多く，耳管機能が発達する7～10歳頃までは，滲出性中耳炎の合併や，術後に鼓膜陥凹が生じる可能性を念頭に置く必要がある．

1）中耳・側頭骨の発育について

　小児は成人と比べて外耳道径が狭いが[1)8)]，中鼓室は成人との差が少なく[2)9)]，小児の鼓室は相対的に大きい[6)]．ワーキングスペースを確保するためにも細径内視鏡（2.7 mm もしくは 3.0 mm）を使用するほうがよい．

　側頭骨の発育途中である小児において，外耳道後壁削除型鼓室形成術では乳突蜂巣の発育に伴い蜂巣内に上皮が引き込まれるように入り込み，骨破壊を引き起こす可能性があるため[2)]，外耳道後壁はできる限り温存するほうがよい．また，外耳道後壁を削除して再建した場合でも，再建した外耳道後壁が成長に伴い変位する可能性も考慮する必要がある．特に，真珠腫が鼓室に限局する日本耳科学会（JOS）分類 stage Ⅰの場合，顕微鏡下手術より TEES のほうが外耳道後壁削除は最小限で，かつ耳小骨周囲を含めて十分な視野を得られる．また，小児の真珠腫は蜂巣構造を破壊せずに蜂巣内部に入り込む傾向がある[2)]．真珠腫の付近でダイヤモンドバーを使用すると骨粉で真珠腫を蜂巣構造深部に押し込めてしまう危険性があり，剥離面を明視下において操作することを心掛ける必要がある[2)]．これらのことから，鼓室に限局した小児真珠腫では，TEES が極めて有用である．

2）耳管機能の未熟性について

　耳管機能も未熟であることが多く，滲出性中耳炎の合併や，術後に鼓膜陥凹が生じる可能性を念頭に置く必要がある．滲出性中耳炎を合併している場合には，側頭骨 CT では真珠腫，滲出液ともに同様の軟部陰影となるため，側頭骨 CT のみで真珠腫の進展範囲を評価することが困難である．その場合，真珠腫を検出できる MRI 拡散強調像（non echo-planar imaging；non-EPI）[6)]，滲出液を評価する場合には T2 強調画像（hydrography）

も併せて撮影し，CT 画像と合わせて評価することで真珠腫の進展範囲を把握する必要がある．MRI 画像と CT 画像を重ね合わせると，進展範囲をより詳細に検討できる[4)10)]．当施設では，MRI の予約が入りにくいことと，CT および MRI 撮影時の鎮静が2度必要になることから，滲出性中耳炎合併により鼓室に滲出液が充満している症例で，外来処置が可能である場合は，あらかじめ外来で鼓膜チューブを挿入し，中耳が含気化してから側頭骨 CT を撮影する選択肢も提示している．滲出性中耳炎を合併した真珠腫では，滲出性中耳炎による炎症により真珠腫母膜が癒着していることが多いため，あらかじめ鼓膜チューブを挿入し含気化することで，中耳粘膜が消炎し，真珠腫を剥離しやすくなることも大きなメリットである．

　以下，小児真珠腫の中でも最多であり，小児特有の先天性真珠腫について解説する．

必要な器具について

　内視鏡下に先天性真珠腫の母膜を破らずに連続して剥離する必要があり，外耳道後壁を越えて鼓室を操作する必要もあるため，彎曲した頸をもつ球先プローブ（ゴールドマン球先プローブ，先端球径 0.5 mm と 0.75 mm の2種を使用している）が便利である（図1-a）．探針は先端が鋭であり，力が先端の一点に集中して母膜を破ることがあるが，先球プローブは先端が球で母膜を破りにくく，母膜をトラクションしなくても剥離できるため，先球プローブ2種を頻用している．また，蜂巣構造に入り込んだ真珠腫の剥離には，先端球径 0.5 mm のゴールドマン球先プローブを使用すると片手操作で母膜を破らず剥離でき，大変便利である（0.75 mm では大きすぎる）．ゴールドマン球先プローブは日本では販売終了したらしく，同様のプローブでは，第一医科より柔軟玉付ピック（先端球径 0.6 mm），永島医科より球付ピック（先端球径 1 mm）が販売されている．必須ではないが，鼓膜に接した真珠腫母膜を剥離する時には，ダックビルエレベーター（tympanomeatal flap 挙

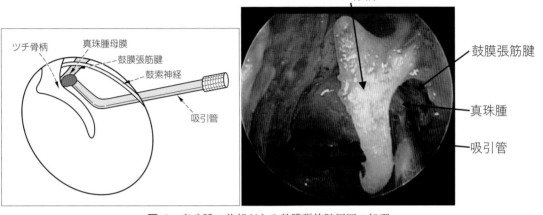

図 1.
器具
　a：ゴールドマン球先プローブ（先端球径 0.5 mm と 0.75 mm）
　b：ダックビルエレベーター
　c：Thomassin ディセクター ダブルエンド 左・右ダブルカーブ（Karl Storz 社）

0.5mm
0.75mm

ツチ骨柄
真珠腫母膜
鼓膜張筋腱
鼓索神経
吸引管
ツチ骨柄
鼓膜張筋腱
真珠腫
吸引管

図 2. 真珠腫の基部がある鼓膜張筋腱周囲の処理
先曲吸引管の先端縁を用いて母膜を剝離すると，癒着した母膜も剝離しやすい

上に使用する）も有用である（図 1-b）．耳小骨周囲，特にキヌタ骨体部から短脚周囲を操作する場合は，Thomassin ディセクター ダブルエンド 左・右ダブルカーブ（Karl Storz 社）が必要である[4]（図 1-c）．

鼓室に限局する先天性真珠腫の癒着部位

真珠腫の基部，発生母地を明視下に摘出することが遺残再発の可能性を減らすためには重要である．先天性真珠腫の基部，発生母地について，鼓室に限局した先天性真珠腫の 92% では鼓膜張筋腱周囲（匙状突起周囲）であり[5]，同部位に真珠腫母膜が癒着し遺残しやすい．そのため，真珠腫摘出後に，30° もしくは 70° 斜視鏡を用いて鼓膜張筋腱周囲をしっかり観察し，真珠腫母膜特有の硬い光沢を探す．先曲吸引管の先端縁を用いて，鼓膜張筋腱周囲の真珠腫母膜を剝離する（図 2）．この時，鼓膜張筋腱周囲を吸引管の縁で擦るように吸引すると，遺残した母膜を剝離しやすい．内視鏡光源（キセノン光源）による熱で乾燥すると，母膜の光沢が変化して見つけにくくなるので，生理食塩水でこまめにイリゲーションして乾燥を防ぐ．内視鏡光源が LED であれば，光源による熱を抑えられ，組織損傷も少ない[11]．

外耳道の処理について

鼓膜皮膚弁（tympanomeatal flap）を挙上するときに，先天性真珠腫の好発部位である鼓膜張筋腱周囲の操作が必要になることを考慮し，ツチ骨柄前方まで切開して視野確保しておくとその後の操作がしやすい（図 3-a）．

小児は成人と比較し外耳道が狭いが[1)8]，直径 2.7 mm の硬性鏡を使用すると，ほとんどの症例で問題なく TEES を施行することが可能である．稀に，外耳道が極端に狭い症例や，外耳道後壁が隆起している症例，外耳道弯曲が強い症例では，視野確保，ワーキングスペース確保のために外耳道の処理が必要になる．外耳道が極端に狭い症例

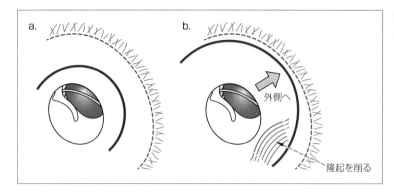

図 3.
外耳道の処理
　a：鼓膜張筋腱周囲の操作が必要に
　　なることを考慮し，ツチ骨柄前方
　　まで切開して視野確保しておく
　b：外耳道弯曲例や外耳道に隆起が
　　ある症例では，できるだけ外側に
　　弧状切開し，鋭匙もしくはダイヤ
　　モンドバーで外耳道後骨を削り外
　　耳道を拡大する

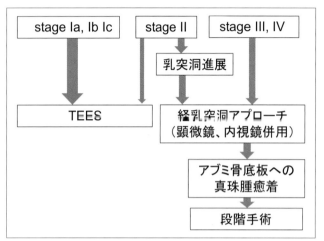

図 4. 当科における先天性真珠腫の治療方針

や外耳道弯曲が強い症例では，弯曲より外側で，骨部外耳道と軟部外耳道の境界よりわずかに内側を弧状切開する（図 3-b）．tympanomeatal flap を挙上し，鋭匙もしくはダイヤモンドバーで，乳突蜂巣を出さない程度に外耳道後骨を削り外耳道を拡大する．tympanomeatal flap を保護するために滅菌袋の透明フィルム[5]や，紙などを使用する．外耳道後壁が隆起している場合は，隆起の外側を弧状切開して隆起部分を鋭匙で削ると，良好な視野とワーキングスペースを確保できる．鋭匙で削る場合，硬いアイスクリームをゆっくり削りながらすくいとるイメージで削ると，正確に，かつ効率よく骨削開できる．

　乳突洞に真珠腫が進展している場合には，経外耳道アプローチでも scutum 部分の骨削開が必要になる（powered TEES[4]）．その場合は，耳内切開をより外側の骨部・軟部外耳道境界近くの位置に作成する[12]．小児では外耳道後壁，scutum を温存する方針であり，既に外耳道後壁が広範囲に破壊

されている症例や，乳突洞および乳突蜂巣に大きく真珠腫が進展し，アブミ骨底板に真珠腫が癒着していると想定される場合には，従来どおり顕微鏡下に乳突削開を行い，経乳突洞アプローチを主として内視鏡を併用する（dual approach）方針としている[13]（図 4）．

鼓室に入るときの注意点および視野確保について

　先天性真珠腫の中でも，真珠腫の存在部位により注意点が異なる．

　真珠腫が鼓室前半部に限局する JOS 分類 stage Ⅰa では，他疾患と同様に鼓索神経を傷害しないように tympanomeatal flap を挙上し鼓室に到達する．ツチ骨柄により真珠腫の一部が死角になる場合は，ツチ骨柄から鼓膜を剝離挙上して視野を確保する（図 5-a）．umbo の鼓膜も剝離挙上した場合は，手術の最後で tympanomeatal flap を戻すときに，ツチ骨柄（umbo も）に鼓膜をしっかりとフィブリン糊で接着しておく．さらに，umbo 部分にあたるように耳内にゼラチンスポンジをパッキングするか，コラーゲンスポンジ（シリコン膜付き）を鼓膜外側に留置して軽く鼓膜をおさえるようにする．これらの対策で，術後にツチ骨柄から鼓膜がはがれて浮き上がることを防ぐことができる．

　真珠腫が鼓室後半部に限局する JOS 分類 stage Ⅰb および真珠腫が前後両部位に及ぶ stage Ⅰc では，鼓室に入る後下象限で鼓膜内側に真珠腫が接している（図 5-b, c）．そのため，tympanomeatal flap を挙上し鼓室に入るときに，真珠腫母膜を傷つけないように，真珠腫母膜に接している中耳粘膜のみを切開して鼓室に到達する（図 5-d）．

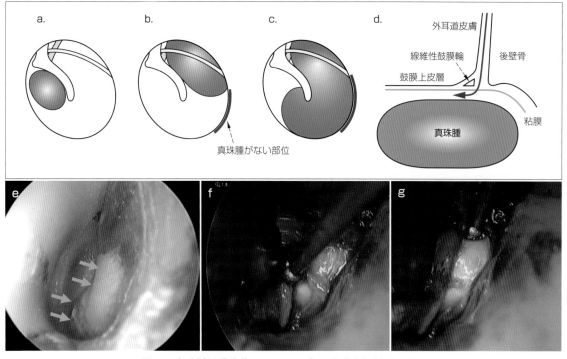

図 5. 真珠腫母膜を傷つけないように鼓膜を剝離挙上する

a：日本耳科学会（JOS）分類 stage Ⅰa．ツチ骨柄により真珠腫の一部が死角になる場合は，ツチ骨柄から鼓膜を剝離挙上して視野を確保する．

b：JOS 分類　stage Ⅰb．後下象限の真珠腫が存在しない部位から鼓室に入り，後下方から後上方にプローブを進めて鼓膜を剝離挙上する

c：JOS 分類　stage Ⅰc．鼓室に入る後下象限で鼓膜内側に真珠腫が接している．真珠腫母膜に接している中耳粘膜のみを切開して鼓室に到達し，鼓膜を剝離挙上する．鼓膜輪をゆっくり持ち上げると，鼓室粘膜にのみ張力がかかり，鼓膜を温存しながら鼓室粘膜のみを切ることができ，後下方から後上方にプローブを進めて鼓膜を剝離挙上する

d：上方からみた模式図．鼓膜輪の後下方で粘膜のみを切開する．真珠腫母膜を傷つけないように真珠腫表面から鼓膜を剝離挙上する

e：先天性真珠腫症例（stage Ⅰc，キヌタ骨長脚一部欠損あり．アブミ骨周囲にも真珠腫あり）

f：ゴールドマン先球プローブを使用し，粘膜のみ切開し，真珠腫母膜を傷つけないように粘膜切開を上方に拡大

g：先球の基部を使うと，真珠腫母膜を傷つけることなく粘膜のみ切開できる

後下象限に真珠腫が存在しない部位があれば，その部位から鼓室に入り，後下方から後上方にプローブを進めると鼓索神経，真珠腫母膜を温存しながら tympanomeatal flap を挙上し鼓室に到達できる（図5-b）．真珠腫が存在しない部分がない場合でも，鼓膜輪をゆっくり持ち上げるように操作すると，鼓膜輪内側の鼓室粘膜にのみ張力がかかり，鼓膜と真珠腫母膜を温存しながら鼓室粘膜のみを切ることができる（図5-e〜g）．真珠腫母膜も傷つけないように，後下方から後上方にプローブを進めて鼓膜を剝離挙上する（図5-d，f，g）．

真珠腫の内減圧

先天性真珠腫が 3 mm 程度以上になると，一塊として摘出することが難しくなる．この場合は，真珠腫の内減圧を行うと周囲から剝離しやすく，かつ視野を確保しやすくなる（図6）．明視下に，真珠腫母膜を探針などで切開し，内腔の debris を吸引除去する（図6-a）．この時に真珠腫の母膜直下の debris を残しておくと，母膜が debris で補強された状態になり剝離しやすい（図6-b）．ある程度内減圧できれば，真珠腫母膜を破らないよう

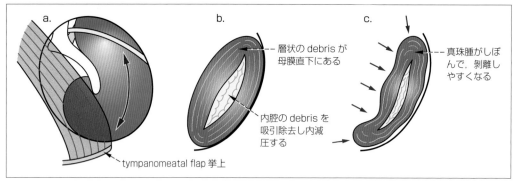

図 6. 真珠腫の内減圧

a：明視下に，真珠腫母膜を探針などで切開し，内腔の debris を吸引除去する
b：真珠腫の母膜直下の層状 debris を残しておくと母膜が debris で補強され剥離しやすい
c：ある程度内減圧できれば，真珠腫母膜を破らないように連続して剥離し，真珠腫を摘出する

に連続して剥離し，真珠腫を摘出する．このとき，真珠腫が癒着していた部位があれば，真珠腫摘出後に癒着していた部位の母膜を剥離して除去する．癒着部位に母膜が遺残していることを想定し，先曲吸引管の先端縁を鋭匙のように用いて，遺残した真珠腫母膜を中耳粘膜ごと剥離して，吸引除去する．術後に鼓膜が中耳骨壁に癒着しないように，粘膜欠損は最小限に抑えることが望ましい．

小児の術後の外耳道パッキング，外耳道の被覆方法

先天性真珠腫のピークは 2 歳前後[5]であり，術後のパッキング除去の時に吸引を怖がり処置に難渋することがある．tympanomeatal flap を戻すときに，フィブリン糊で外耳道骨壁に接着し，耳内切開創部もフィブリン糊で覆うことで術後の出血を抑制できる．小児では，シリコン膜付きコラーゲンスポンジ（ペルナック G プラス®）を用いて耳内創部を覆うことで術後のパッキングは不要になる（図7）．タリビッド®点耳液に浸漬したペルナック G プラス®を用いて tympanomeatal flap を固定し，創面を覆っている．シリコンシートの程よい弾力と硬さで tympanomeatal flap を固定でき，かつ創面を湿潤な環境で一定期間維持できる．また，ペルナック G プラス®はゼラチンを含有しており，ゼラチンによる創部の止血効果も期待できる．耳内をパッキングしないことで，中耳貯留液が排出されたのちに速やかに聴力が回復し，創面を保護した状態で患側耳でも聞こえることもメ

リットである．外来での処置の際，コラーゲンスポンジ（シリコンシート）は，まず丸めた外側部分のみを除去し，鼓膜表面を覆うシートは鼓膜から自然にはがれてくるまで 2 週間〜1 か月程度おいておく．自然に浮き上がってはがれてきてからシリコンシートを除去することで痛みもなく安全に除去できる．除去の時に吸引は不要であり，音で怖がることもなく，小さな小児でも怖がらずに処置できる．

先天性真珠腫進展度分類

先天性真珠腫の進展度分類には，日本耳科学会中耳真珠腫進展度分類2015（JOS 分類）と，Potsic の分類[14]（2002 年）がある（図8-a, b）．一番の違いは，Potsic の分類では耳小骨に影響が及ぶものを stage Ⅲ として分けているが，JOS 分類では耳小骨への影響の有無により stage を分けていない点である．本邦では鼓室後半部の初発例が多く，鼓室後方に初発する例では早期に耳小骨の破壊が生じることから，必ずしも Potsic の進展度分類コンセプトにはそぐわない[15][16]．自験例の検討では，JOS 分類 stage Ⅰc の 1 例が Potsic 分類 stage Ⅲ であった（図8-c）[5]．キヌタ骨長脚の破壊を認めたがアブミ骨上部構造は保たれており，伝音再建Ⅲi-Ⅰ型で術後聴力も良好（成功）であり，真珠腫再発もなく経過良好である．耳小骨破壊の有無については，キヌタ骨に障害があっても，アブミ骨上部構造の破壊がなければ伝音再建Ⅲ型までで対応でき，術後聴力も良好である．また，術後聴力

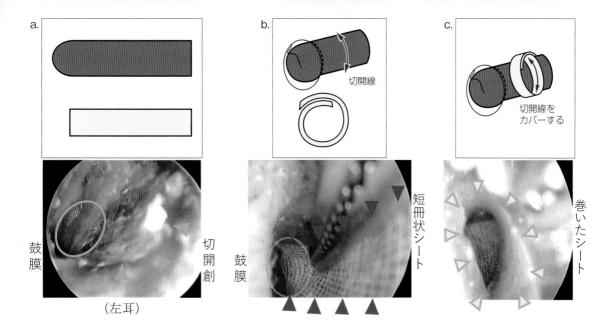

図 7. 外耳道創部をシリコン膜付きコラーゲンスポンジで覆う

a：鼓膜に接する部分は半円状にカットする．創面を覆うものと，丸めて固定するもの，2枚作成する

b：コラーゲンスポンジ面が鼓膜に接するように留置する(赤)．切開創にもコラーゲンスポンジ面があたるように配置する(赤)．切開創を覆うシート(赤)をおさえるシート(黄)は丸めて，重なり部分をピンセットで把持する

c：丸めたシート(黄)を，切開創を覆うシート(赤)をおさえるように挿入し，丸めたシート(黄)を広げると，切開創を覆うシート(赤)を固定でき，外耳道皮膚も適度に圧迫できる

の予測のためにはアブミ骨病変の程度が重要である[17)18)]．そのため，耳小骨破壊の有無によるPotsic分類だけでは聴力予後を反映せず，アブミ骨病変の分類も包括したJOS分類のほうが，術後聴力を予測するうえではより有用であると考えられる．また，キヌタ骨長脚の破壊があるPotsic分類stage Ⅲ（JOS分類ではStage ⅠbもしくはⅠc）であったとしても，上記症例のように鼓室に限局していればTEESにて死角なく明視下に手術でき術後聴力もよいと想定される．術式選択および再発率の点から考えても，先天性真珠腫の進展度分類として，JOS分類が最適であると考えられる[19)20)]．

open typeとclosed typeの取り扱いについて

先天性真珠腫の中でも，母膜がシート状で囊胞を形成していないopen typeは，母膜が囊胞を形成しているclosed typeと比べて遺残しやすいと想定される．open typeでは，母膜が連続しておらず，連続して母膜を剝離することが不可能であり，周囲の離れた部位に母膜が癒着している可能性がある．そのため，open typeでは母膜の連続性が途絶した部位周囲を丁寧に内視鏡下に精査し，母膜やdebrisを探す必要がある．自験例では，鼓室に限局した初期の症例が多かったためか，open typeであっても遺残が増えておらず，乳突洞に進展したstage Ⅱの中で，アブミ骨底板に母膜が癒着していた症例で遺残が多い傾向を認めた．open typeのほうがclosed typeと比べて遺残率が高い[21)]ことから段階手術を選択したほうがよいという報告[4)]と，有意差はないためopen，closedのtype別に手術選択を変えない方針であるという報告がある[13)18)]．openもしくはclosed typeのtype以外に，年齢や真珠腫の大きさなどの背景因子の影響も大きいと想定され，低年齢で真珠腫が小さいほど再発率が低いと考えられる．より詳細な複合要因による予後予測が可能となるまでの段階手術選択については，施設ごとに手術成績を検討し，方針を決めることが望ましいと考える．

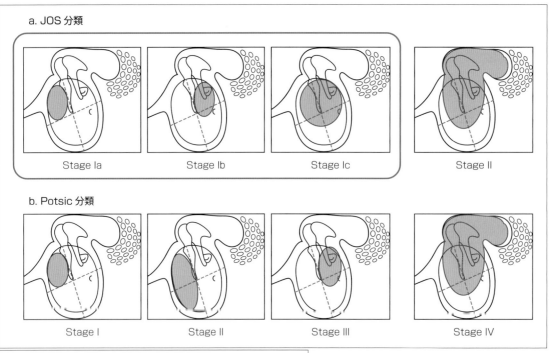

a. JOS 分類

Stage Ia　　　　Stage Ib　　　　Stage Ic　　　　Stage II

b. Potsic 分類

Stage I　　　　Stage II　　　　Stage III　　　　Stage IV

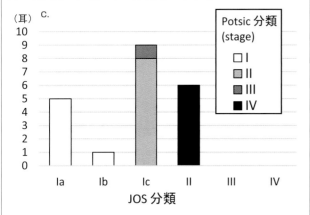

c.

図 8.
先天性真珠腫進展度分類　日本耳科学会中耳真珠腫進展度分類（JOS 分類）と Potsic の分類

a：JOS 分類
stage Ia：鼓室前半部に限局するもの，stage Ib：後半部に限局するもの，stage Ic：両部位に及ぶもの，stage II：鼓室を超えて上鼓室や前鼓室，乳突腔に進展するもの，stage III：側頭骨内合併症，随伴病態を伴うもの，stage IV：頭蓋内合併症を伴うもの

b：Potsic 分類
stage I：単一象限に限局するもの，stage II：多象限に及ぶが耳小骨には影響が及ばないもの，stage III：耳小骨に影響が及ぶもの，stage IV：乳突腔に進展するもの

c：JOS 分類と Potsic 分類の比較（文献5より改変）

おわりに

TEES は，鼓室に限局する小児真珠腫では低侵襲かつ極めて有効である．当施設では，10 年以上前から，先天性真珠腫症例のほとんどが鼓室に限局した stage Ia，Ib，Ic の初期の段階で紹介受診しており，低侵襲かつ術後成績も良好である TEES の恩恵を受けている．逆に，乳突洞に大きく進展した先天性真珠腫であれば，術後に再発することも多く，さらに弛緩部型真珠腫に移行して

再手術が必要になることもあり，難治である．先天性真珠腫が鼓室に限局する初期は無症状である場合が多いため，早期に発見することは容易ではない．先天性真珠腫の可能性を念頭に置き，内視鏡や顕微鏡を積極的に用いて早期に発見し，紹介していただいているため，TEES による良好な治療成績が得られている．先天性真珠腫では，早期に発見することが極めて大切であることを申し添えたい．

参考文献

1) Ito T, Kubota T, Watanabe T, et al：Transcanal endoscopic ear surgery for pediatric population with a narrow external auditory canal. Int J Pediatr Otorhinolaryngol, **79**：2265-2269, 2015.

2) 平海晴一：小児真珠腫の外科治療．MB ENT, **206**：22-27, 2017.

3) 内藤　泰, 本庄　巌, 高橋晴雄ほか：小児人工内耳のためのCTによる側頭骨計測．耳鼻臨床, **88**：715-720, 1995.

4) 伊藤　吏：各種小児難聴の最新情報　小児中耳真珠腫—経外耳道的内視鏡下耳科手術（TEES）の適応と手技の実際．耳喉頭頸, **93**：601-606, 2021.
   Summary 外耳道が狭い小児でも, 2.7 mm 内視鏡を用いれば成人と同様にTEESを施行可能である．

5) 宮下武憲, 稲本隆平, 高橋幸稔ほか：内視鏡下耳科手術を施行した先天性真珠腫症例の検討．Otol Jpn, **28**：160-166, 2018.
   Summary 真珠腫癒着箇所が1か所である stage Ⅰ先天性真珠腫の 92%（10/11）は鼓膜張筋腱周囲に癒着していた．

6) 高橋邦行：耳領域　中耳炎・真珠腫に対する手術．耳喉頭頸, **93**：20-29, 2021.

7) Kakehata S, Furukawa T, Ito T, et al：Comparison of Postoperative Pain in Patients Following Transcanal Endoscopic Versus Microscopic Ear Surgery. Otol Neurotol, **39**：847-853, 2018.

8) Ito T, Kubota T, Furukawa T, et al：Measurement of the Pediatric and Adult Osseous External Auditory Canal：Implications for Transcanal Endoscopic Ear Surgery. Otol Neurotol, **41**：e712-e719, 2020.
   Summary 術前 CT 矢状断画像より骨部外耳道最狭部長径, 短径を測定した．小児では大人より有意に外耳道最狭部長径が短かった．

9) Eby TL, Nadol JB Jr：Postnatal growth of the human temporal bone. Implications for cochlear implants in children. Ann Otol Rhinol Laryngol, **95**：356-364, 1986.

10) Watanabe T, Ito T, Furukawa T, et al：The Efficacy of Color-Mapped Diffusion-Weighted Images Combined With CT in the Diagnosis and Treatment of Cholesteatoma Using Transcanal Endoscopic Ear Surgery. Otol Neurotol, **36**：1663-1668, 2015.

11) Ito T, Kubota T, Takagi A, et al：Safety of heat generated by endoscope light sources in simulated transcanal endoscopic ear surgery. Auris Nasus Larynx, **43**：501-506, 2016.
   Summary 内視鏡光源による温度上昇について, LED 光源のほうがキセノン光源に比べて温度上昇が少なく安全である．

12) 伊藤　吏：経外耳道的内視鏡下耳科手術（TEES）の基本手技と適応．日耳鼻会報, **122**：1540-1547, 2019.

13) 小林泰輔：先天性真珠腫の術式の検討　内視鏡手術時代の治療戦略. Otol Jpn, **28**：123-126, 2018.
   Summary 鼓室型先天性真珠腫は鼓室に発生母地があり, 通常感染がないため TEES のよい適応である．

14) Potsic WP, Samadi DS, Marsh RR, et al：A staging system for congenital cholesteatoma. Arch Otolaryngol Head Neck Surg, **128**：1009-1012, 2002.

15) 東野哲也, 橋本　省, 阪上雅史ほか：中耳真珠腫進展度分類 2015 改訂案. Otol Jpn, **25**：845-850, 2015.

16) 東野哲也：中耳真珠腫の新分類．耳喉頭頸, **93**：348-360, 2021.

17) 宮原伸之, 福島典之, 平位知久ほか：中耳真珠腫進展度分類（2010 改訂案）と Potsic 分類を活用した小児先天性真珠腫 53 耳の臨床的検討. Otol Jpn, **25**：7-12, 2015.

18) Morita Y, Takahashi K, Izumi S, et al：Risk Factors of Recurrence in Pediatric Congenital Cholesteatoma. Otol Neurotol, **38**：1463-1469, 2017.

19) 田中康広, 大村和弘, 稲吉亮平ほか：先天性真珠腫の臨床的特徴と術後成績. Otol Jpn, **31**：22-30, 2021.

20) Miura M, Yamamoto Y, Takahashi M, et al：Congenital cholesteatoma assessment based on staging and classification criteria for middle ear cholesteatoma proposed by the Japan Otological Society. Auris Nasus Larynx, **48**：201-206, 2021.

21) Song IS, Han WG, Lim KH, et al：Clinical Characteristics and Treatment Outcomes of Congenital Cholesteatoma. J Int Adv Otol, **15**：386-390, 2019.

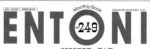

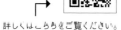
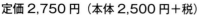
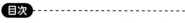

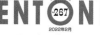
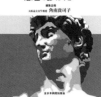

MB ENT, 275 : 39-44, 2022

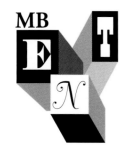

◆特集・経外耳道的内視鏡下耳科手術(TEES)

外リンパ瘻に対する手術手技

角南貴司子*

Abstract 経外耳道的内視鏡下耳科手術は侵襲が少なく視野が得やすいことより試験開放術および内耳窓閉鎖術のよい適応と考える. 外リンパ瘻に対する試験開放術および内耳窓閉鎖術を行う時には, 卵円窓と正円窓を十分に明視下におくことが重要である. 正円窓, 卵円窓および卵円窓前方に存在する fissula ante fenestram よりの外リンパの漏出を確認する. リンパ液の漏出の有無や部位を確認できるように, できるだけ出血を抑えるようにする. アブミ骨底板や卵円窓周囲, 正円窓周囲の粘骨膜をピックにて掻破, アブミ骨底板上, 底板後方, fissula ante fenestram を十分に覆うように結合組織, 筋膜, 軟骨膜を留置しフィブリン糊で固定する. 正円窓窩は充填するように結合組織, 筋膜, 軟骨膜を留置してフィブリン糊で固定する. リンパ液の漏出が明らかでない場合には cochlin-tomoprotein(CTP)検査を行う. 後日に CTP 陽性と結果が得られることもあり, リンパ液の漏出がみられなくても正円窓, 卵円窓および fissula ante fenestram への操作を行うべきとされている.

Key words 外リンパ瘻(perilymphatic fistula), 経外耳道的内視鏡下耳科手術(TEES), cochlin-tomoprotein(CTP), 試験開放術(exploratory tympanotomy), 内耳窓閉鎖術(repairs of perilymph fistula)

はじめに

外リンパ瘻は内耳窓, 骨迷路より鼓室に外リンパが漏出する病態で外傷, 手術, 疾患, 内因性または外因性圧外傷など様々な要因により引き起こされる. また, 成因の全く不明な特発性(idiopathic)も存在する. 外リンパが漏出する部位は卵円窓, 正円窓, fissula ante fenestram などがあるが骨折などの外傷部位や中耳炎による骨融解部位からも生じる. fissula ante fenestram は卵円窓前方に存在する小裂隙であり, 中耳腔と外リンパ腔が交通していることがあり外リンパ瘻の発症に関与することがある[1]. 内視鏡下耳科手術は侵襲が少なく, 視野が拡大できるため試験開放術および内耳窓閉鎖術のよい適応となる.

外リンパ瘻の症状

主な症状としては急性・変動性・進行性の難聴および耳鳴, 耳閉塞感, めまい, 平衡障害などがある. 外耳道の加圧や減圧によりめまいや眼振が誘発される瘻孔症状や症状出現時の POP 音の存在, 水が流れるような音の耳鳴や水が流れるような感じを伴うこともある. メニエール病様の反復性のめまいや難聴をきたすこともありメニエール病と鑑別が難しいこともある.

外リンパ瘻の病因

発症の誘因・原因については2018年に発行された急性感音難聴のガイドラインにより1〜4に分類されている(表1)[2)3)]. カテゴリー1は外傷, 疾患, 手術などによる外リンパ瘻である. アブミ骨

* Sunami Kishiko, 〒 545-8585 大阪府大阪市阿倍野区旭町 1-4-3 大阪公立大学大学院医学研究科耳鼻咽喉病態学, 教授

表 1. 外リンパ瘻カテゴリー分類

```
1．外傷，疾患，手術など
  ① a．迷路損傷（アブミ骨直達外傷，骨迷路骨折など）
    b．他の外傷（頭部外傷，全身打撲，交通外傷）
  ② a．疾患（中耳および内耳疾患，真珠腫，腫瘍，奇形など）
    b．医原性（中耳または内耳手術，処置など医療行為）
2．外因性の圧外傷（爆風，ダイビング，飛行機搭乗など）
3．内因性の圧外傷（はなかみ，くしゃみ，重量物運搬，力みなど）
4．明らかな原因，誘因がないもの（idiopathic）
```

（文献 3 より引用）

表 2. 外リンパ瘻診断基準

A．症 状
　下記項目の外リンパ瘻の原因や誘因があり，難聴，耳鳴，耳閉塞感，めまい，平衡障害などが生じたもの.
　(1) 中耳および内耳疾患（外傷，真珠腫，腫瘍，奇形，半規管裂隙症候群など）の既往または合併，中耳または内耳手術など.
　(2) 外因性の圧外傷（爆風，ダイビング，飛行機搭乗など）
　(3) 内因性の圧外傷（はなかみ，くしゃみ，重量物運搬，力みなど）

B．検査所見
　(1) 顕微鏡検査，内視鏡検査
　　　顕微鏡，内視鏡などにより中耳と内耳の間に瘻孔を確認できたもの．瘻孔は蝸牛窓，前庭窓，骨折部，microfissure，奇形，炎症などによる骨迷路破壊部などに生じる.
　(2) 生化学的検査
　　　中耳から外リンパ特異的蛋白が検出できたもの

C．参 考
　(1) 外リンパ特異的蛋白 cochlin-tomoprotein（CTP）の検出方法
　　　シリンジで中耳に 0.3 mL の生理食塩水を入れ，3 回出し入れし，中耳洗浄液を回収する.
　　　ポリクローナル抗体による ELISA 法で蛋白を検出する．カットオフ値は以下の通りである.
　　　0.8 ng/mL 以上が陽性，0.4 以上 0.8 ng/mL 未満が中間値，0.4 ng/mL 未満が陰性
　(2) 明らかな原因，誘因がない例（idiopathic）がある.
　(3) 下記の症候や検査所見が認められる場合がある.
　　　1．「水の流れるような耳鳴」または「水の流れる感じ」がある.
　　　2．発症時にパチッなどという膜が破れるような音（pop 音）を伴う.
　　　3．外耳，中耳の加圧または減圧でめまいを訴える．または眼振を認める.
　　　4．画像上，迷路気腫，骨迷路の瘻孔などの外リンパ瘻を示唆する所見を認める.
　　　5．難聴，耳鳴，耳閉塞感の経過は急性，進行性，変動性，再発性などである.
　　　6．聴覚異常を訴えずめまい・平衡障害が主訴の場合がある.

D．鑑別除外診断
　他の原因が明らかな難聴，めまい疾患（ウイルス性難聴，遺伝性難聴，聴神経腫瘍）

E．外リンパ瘻の診断
　A の臨床症状のみを認める場合は疑い例とする.
　A の臨床症状があり，さらに B の検査所見のうちいずれかを認めれば確実例とする.

（文献 3 より引用）

直達外傷，骨迷路骨折などの迷路損傷による外リンパ瘻，頭部外傷や全身打撲などのその他の外傷，真珠腫，腫瘍，奇形など中耳および内耳疾患による外リンパ瘻，および中耳・内耳手術，処置などの医療行為による医原性の外リンパ瘻が含まれている．カテゴリー 2 は外因性の圧外傷による外リンパ瘻で爆風，ダイビング，飛行機搭乗などによるものが分類されている．カテゴリー 3 は内因性の圧外傷による外リンパ瘻で，はなかみ，く

しゃみ，重量物運搬，力みなどによるものが分類されている．明らかな原因，誘因がないものは idiopathic としてカテゴリー 4 に分類される.

外リンパ瘻の診断

　外リンパ瘻の診断は，以前は瘻孔か外リンパの漏出を顕微鏡か内視鏡にて確認することのみであったが，外リンパ特異的蛋白である cochlin-tomoprotein（CTP）を検出することができるよう

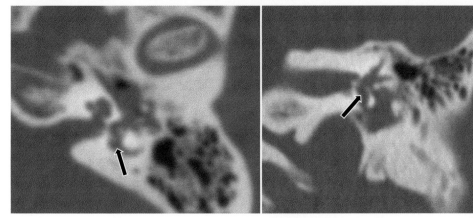

図 1. 耳かき外傷によるアブミ骨骨折および外リンパ瘻
a｜b
a：側頭骨 CT 水平断. アブミ骨底板が前庭内に陥入している（矢印）
b：側頭骨 CT 冠状断. アブミ骨底板が前庭内に陥入している（矢印）

になり，現在はいずれかを確認することが外リンパ瘻の診断の確実例の指標となっている（表2）[3)4)].

　外リンパ瘻のカテゴリー分類1〜3に相当する原因・誘因があり，難聴，耳鳴，耳閉塞感，めまい，平衡障害などが生じたもので瘻孔の確認やCTPの検出がない場合には疑い例となる．外リンパ瘻をきたす明らかな誘因や原因がなくても，悪化または変動する聴力やめまい・平衡障害をきたす症例については，診断基準が定まっている他の疾患に当てはまらない場合には外リンパ瘻の存在も検討されるべきである．これまでの報告でも外リンパ瘻または外リンパ瘻疑いと診断された症例のうち原因・誘因のないカテゴリー4に分類されるものが38.6%であったことが報告されており，同様の報告も散見される[2)5)6)]．瘻孔か外リンパの漏出を顕微鏡か内視鏡にて確認することが確定診断に重要とされているが鼓室試験開放術を行っても外リンパの漏出の確認が困難であることが多い．内耳窓窩は陥凹した構造をもち症例により形状も異なる．複雑な形状をもつ場合もある．これらの陥凹には組織液なども貯留するため，液体の貯留があっても外リンパかどうかを判別することは難しい．今後，CTPの迅速診断が可能となれば外リンパ瘻と診断される症例も増加する可能性がある．カテゴリー1に分類される外リンパ瘻ではCTにてアブミ骨底板の嵌頓（図1），迷路気腫，骨迷路瘻孔などが認められることがある[6)7)]．内耳窓窩や内耳窓周囲への液体貯留が疑われる軟部陰影

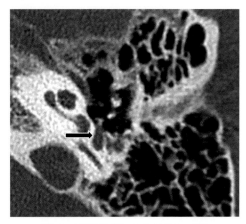

図 2. 頭部外傷による外リンパ瘻
側頭骨 CT 水平断，鼓室洞内に軟部陰影を認める（矢印）

が指摘されることもあるが（図2），異常所見を認めないことも多い．

　聴力については水平型，高音漸傾型，低音障害型，谷型，高音急墜型，スケールアウトなど様々な聴力像をとる[8)]．水平型，高音急墜型が多いとされているが外リンパ瘻に特徴的な聴力像はないとされている[9)]．カテゴリー1・2では混合性難聴を認めることもあるが骨導域値の上昇を認めないこともあるので注意を要する[10)]．聴力障害の程度は様々であり，聴力障害を認めない症例も存在する[11)]．難聴の経過が進行性，変動性，再発性である場合には外リンパ瘻の可能性を考える必要がある[12)]．しかしながら，聴力像や聴力の推移のみにより外リンパ瘻を診断することは困難である．

表 3. 外リンパ瘻　重症度分類

	難聴(4分法)	めまいによる日常生活の制限
正常	25 dB 未満	めまいなし
軽度	25 dB 以上 40 dB 未満	めまいはあるが日常生活に支障がない
中等度	40 dB 以上 70 dB 未満	日常生活に影響がある
高度	70 dB 以上 90 dB 未満	日常生活に大きな支障がある
重度	90 dB 以上	日常生活や仕事がほぼ不可能

(文献 3 より引用)

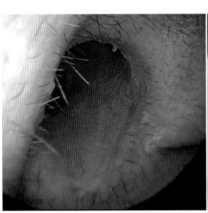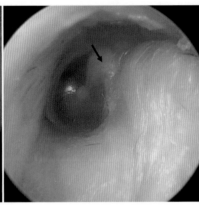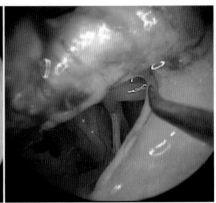

図 3. 左耳　　　　　　　　　　　　　　　　　　　　a｜b｜c

a：希釈エピネフリン刺入部位. 軟骨部の内側端に刺入する
b：後ツチ骨靫帯周囲の血管が収縮するまで注入する(矢印)
c：鼓索神経を損傷しないように tympano-myatal flap を挙上して鼓室を開放する.
　非炎症耳であれば出血はごく少量である

眼振所見は頭位検査で患側下にて増強される水平性眼振を認めることが多い. 患側向きのことも健側向きのこともあり, 方向交代性向地性眼振が認められることもある[11]. めまい症状が強い症例では急性期に健側向き水平回旋混合性眼振が注視下で認められることもある. 瘻孔症状は外耳, 中耳の加圧または減圧でめまいや眼振の出現を認める所見で, 外リンパ瘻の診断には有用であり特異度は高いが必ずしも感度が高い所見ではない. 聴力障害の程度とめまいによる日常生活の制限により外リンパ瘻の重症度が分類されている(表3).

外リンパ瘻の治療

外傷, 疾患, 手術などによる外リンパ瘻では原因に応じて手術を検討する. カテゴリー1に分類される耳かきなどによる直達外傷や中耳真珠腫, 耳処置によるアブミ骨底板の損傷で瘻孔が明らかな場合には早急に手術を検討する. カテゴリー2・3・4で急性の外リンパ瘻の場合は, 自然閉鎖の可能性もあるため1週間程度は保存的治療を行

うことが多い. 保存的治療としては頭部30°挙上でのベッド上安静, 鼻かみや力みなどの禁止, ステロイド投与などが行われる. 高度の難聴や進行性難聴を呈する場合や, めまい症状が1週間以上持続する場合には内耳窓閉鎖術も選択される. 発症から1～2週間の早期手術により難聴の改善が期待できるが, 重度の症例では改善を認めないことも多い. めまいは手術により症状が改善することが報告されている[13].

外リンパ瘻に対する
経外耳道的内視鏡下耳科手術(TEES)

外リンパ瘻に対する試験開放術および内耳窓閉鎖術を行う時には, 卵円窓と正円窓を十分に明視下におくことが重要である. また, 外リンパの漏出の有無や部位を確認できるようにできるだけ出血を抑えるようにする. 希釈エピネフリンの外耳道皮下への注入により出血を予防する. 希釈エピネフリンの外耳道皮下注射の刺入部位は縫合線を考慮して右耳では9時と6時, 左耳では3時と6

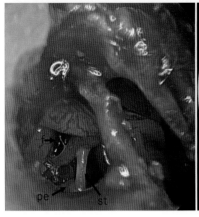
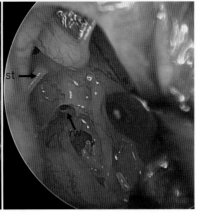
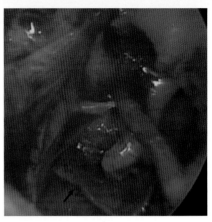

a | b

図 4. 右耳
a：錐体隆起(pe)，アブミ骨筋腱(st)，アブミ骨底板(f)が
確認できる
b：正円窓(rw)が確認できる

図 5. アブミ骨を摘出した症例(左耳)
周囲の粘膜をピックにて掻爬してか
ら卵円窓を全体的に覆い，fissula
ante fenestram まで覆うように軟骨
膜で被覆(矢印)

時の軟骨部の内側端より行う．できるだけゆっく
りと注入して骨部外耳道全体が蒼白になり後ツチ
骨靱帯周囲の毛細血管が収縮するまで行う(図
3)．炎症のない耳では，この注射のみで出血をか
なり抑えることができる．この後に耳珠の前方へ
の縫合(tragel stitch)や耳介のテープでの後方牽
引など内視鏡使用の準備を行い皮下注射から外耳
道の弧状切開まで数分間時間をおくようにする．
外耳道の弧状切開はアブミ骨手術と同様に12時
(ツチ骨上方)から外耳道後方をまわり下方は6時
を少し越えるまで行う．鼓索神経を温存し鼓室を
開放する．正円窓を十分に確認できるまで鼓膜を
挙上する(図4)．この段階でCTP検査のための検
体を採取する．0.3 mLの生理食塩水を鼓室内に
入れ，3回出し入れを繰り返し，中耳洗浄液を回
収する．正円窓から鼓室洞周囲の構造はバリエー
ションが多く複雑な構造となっていることがあ
る[14)15)]．顕微鏡では死角となり十分に観察できな
いことが多いが，内視鏡では外耳道骨壁の最小の
骨削開で錐体隆起，アブミ骨筋腱，アブミ骨底板
まで観察することができる(図4)．正円窓，卵円
窓または卵円窓前方に存在する fissula ante
fenestram よりの外リンパの漏出を確認する．し
かしながら，顕微鏡や内視鏡を使用しても外リン
パの漏出がわからないこともありCTP検査を行
うことが望ましい[16)]．外傷によりアブミ骨の変位

が生じている場合にはアブミ骨を摘出して sta-
pedotomy の形にしたほうがよいと報告されてい
るが，アブミ骨操作により膜迷路が損傷を受ける
と聾になる症例が存在する[17)]．アブミ骨損傷がな
い例や idiopathic では外リンパの漏出の有無にか
かわらず，卵円窓，正円窓の両方へのリンパ瘻閉
鎖の操作を行う．移植組織の生着を促すためにア
ブミ骨底板や卵円窓周囲，正円窓周囲の粘骨膜を
ピックにて掻破した後に，アブミ骨底板上，底板
後方，fissula ante fenestram を十分に覆うように
結合組織，筋膜，軟骨膜を留置しフィブリン糊で
固定する(図5)．正円窓窩は充填するように結合
組織，筋膜，軟骨膜を留置してフィブリン糊で固
定する[18)19)]．術後4〜5日間は頭部を30°挙上した
床上安静とし，その後少なくとも6週間は強いは
なかみや力み，重量物運搬などを避けるようにする[6)]．

内視鏡下耳科手術は侵襲が少なく，視野が拡大
できるため試験開放術および内耳窓閉鎖術のよい
適応と考える[19)20)]．斜視鏡を利用すればさらに視
野が得やすい．

参考文献
1) 瀬尾　徹，阪上雅史，Ryu JH ほか：組織学的
小裂隙による外リンパ瘻と蝸牛水管との関係—
ヒト側頭骨病理組織学的検討—．Equihbrium
Res, **57**(1)：64-68, 1998.

2）Matsuda H, Sakamoto K, Matsumura T, et al：
A nationwide multicenter study of the Cochlin
tomo-protein detection test：clinical charac-
teristics of perilymphatic fistula cases. Acta
Otolaryngol, **137**(sup565)：S53-S59, 2017.

3）日本聴覚医学会（編）：外リンパ瘻：72-82, 急性
感音難聴の手引き. 金原出版, 2018.

4）Ikezono T, Matsumura T, Matsuda H, et al：
The diagnostic performance of a novel ELISA
for human CTP(Cochlin-tomoprotein)to
detect perilymph leakage. PLoS One, **13**(1)：
e0191498, 2018. doi：10.1371/journal.pone.
0191498. eCollection 2018.
Summary 外リンパ瘻の診断に対する CTP 検
出の有用性が報告されている.

5）Weider DJ：Treatment and management of
perilymphatic fistula：a New Hampshire expe-
rience. Am J Otol, **13**(2)：158-166, 1992.

6）Black FO, Pesznecker S, Norton T, et al：Sur-
gical management of perilymphatic fistulas：a
Portland experience. Am J Otol, **13**(3)：254-
262, 1992.

7）Sarna B, Abouzari M, Merna C, et al：Perilym-
phatic Fistula：A Review of Classification,
Etiology, Diagnosis, and Treatment. Front
Neurol, **1**：1046, 2020. doi：10.3389/fneur.2020.
01046.
Summary 外リンパ瘻の原因, 診断, 治療に
ついて述べられた総説である.

8）深谷　卓, 野村恭也：特発性外リンパ瘻の臨床
像. 日耳鼻会報, **91**(2)：233-239, 1988.

9）小川　郁, 神崎　仁, 小川茂雄ほか：外リンパ
瘻の臨床像, Otol Jpn, **1**(5)：1-8, 1991.

10）Kim JS, Son SE, Kim MB, et al：Significance of
Pseudo-Conductive Hearing Loss and Posi-
tional Nystagmus for Perilymphatic Fistula：
Are They Related to Third-Window Effects?
Clin Exp Otorhinol, **14**：268-277, 2021.

11）深谷　卓, 野村恭也：聴力障害を欠く外リンパ
瘻症例─試験鼓室開放術の適応拡大についての
提案. 耳鼻臨床, **78**(7)：1389-1392, 1985.

12）池園哲郎：外リンパ瘻 診断基準の改定と臨床
所見の特徴. Equilibrium Res, **72**(4)：215-221,
2013.
Summary 外リンパ瘻の診断基準と臨床所見
についての解説である.

13）瀬尾　徹, 安達亜貴子, 曽根美恵子ほか：外リ
ンパ瘻手術例の聴平衡機能に関する検討. 日耳
鼻会報, **104**(12)：1135-1142, 2001.

14）窪田俊憲, 伊藤　吏, 松井祐興ほか：側頭骨 CT
を用いた鼓室洞形態の検討. Otol Jpn, **31**(3)：
327-333, 2021.

15）伊藤　吏, 渡辺知緒, 欠畑誠治：経外耳道的内
視鏡による中耳解剖. Otol Jpn, **24**(2)：137-
143, 2014.

16）佐々木　亮：2021 外リンパ瘻の新しい診断法.
MB ENT, **258**：51-55, 2021.

17）小川　洋：外傷性外リンパ瘻. JOHNS, **35**(5)：
555-558, 2019.

18）松田　帆：急性感音難聴　外リンパ瘻.
JOHNS, **36**(1)：26-28, 2020.

19）藤岡正人：外リンパ瘻閉鎖術. 耳喉頭頸, **91**
(11)：960-964, 2019.

20）Omichi R, Kariya S, Maeda Y, et al：Transca-
nal endoscopic ear surgery for perilymphatic
fistula after electric acoustic stimulation. Auris
Nasus Larynx, **45**：657-660, 2018.
Summary 人工内耳挿入術後に生じた外リン
パ瘻に対して TEES にて手術が行われた症例報
告である.

MB ENT, 275：45-56, 2022

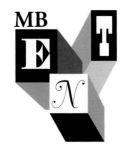

◆特集・経外耳道的内視鏡下耳科手術（TEES）

鼓室硬化症に対する手術手技

窪田俊憲*

Abstract 鼓室硬化症63耳に対して経外耳道的内視鏡下耳科手術（transcanal endoscopic ear surgery；TEES）を施行した．伝音再建はⅠ型が19耳，Ⅲc型が28耳，Ⅲi型が9耳，Ⅲr型が2耳，Ⅳc型が5耳であった．聴力成績は，日本耳科学会基準で成功率60.3%，AAO-HNS基準で術後気骨導差20 dB以内が61.9%であった．日本耳科学会基準成功率に関与する因子として，伝音再建法と術前気導聴力レベルが認められた．鼓室硬化症の手術は，中鼓室や上鼓室が手術操作のメインとなるためTEESのよい適応と考えられるが，病態は様々であるため症例ごとに手術方針を検討することが重要である．

Key words 鼓室硬化症（tympanosclerosis），経外耳道的内視鏡下耳科手術（TEES），聴力成績（hearing outcome），手術手技

はじめに

鼓室硬化症は，中耳炎の終焉産物である膠原線維が肥厚し融合，硝子化した物質や，石灰沈着した構造物が，鼓膜や耳小骨周囲に生じたものである．このことで，鼓膜や耳小骨の可動性が制限され伝音難聴の一要因となる．硬化病変が生じる部位や程度は様々であるが，中鼓室・上鼓室が手術の主体となるため，経外耳道的内視鏡下耳科手術（transcanal endoscopic ear surgery；TEES）のよい適応と考えられる．我々は，様々な中耳疾患に対してTEESを施行し[1)~5)]，鼓室硬化症に対しても積極的にTEESを行ってきた．本稿では，症例提示による手術手技の紹介と手術成績を報告する．

検討対象

2012~2021年までに山形大学医学部附属病院にて聴力改善目的にTEESを施行し，術中所見にて鼓室硬化症を認めた62例63耳（1症例は修正手術を施行したため2耳とカウント）とした．症例の

内訳は，男性26耳，女性37耳，手術時の平均年齢65歳（17~83歳）であった．伝音再建法は，日本耳科学会による「伝音再建法の分類と名称について（2010）」を用いて分類した．術後聴力成績の判定は，術前と最終受診日の聴力データをもとに日本耳科学会伝音再建後の術後聴力判定基準（2010）（以下，日本耳科学会基準）と米国耳鼻咽喉科頭頸部外科学会ガイドライン（以下，AAO-HNS基準）を用いて評価した．伝音再建法による聴力成績の統計学検討は，日本耳科学会基準ではカイ二乗検定，AAO-HNS基準ではKruskal-WallisのH検定を用い，$P<0.05$で有意とした．日本耳科学会基準による術後聴力判定が成功に関与する因子は，ロジスティック回帰分析を用いて検討した．

症例提示

1．症例1：37歳，男性

【現病歴】 35歳時の健康診断で左聴力異常を指摘，その後より左耳難聴を自覚．36歳時に近医

---

* Kubota Toshinori, 〒992-8502 山形県米沢市相生町6-36 米沢市立病院耳鼻咽喉科，科長

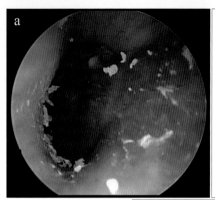
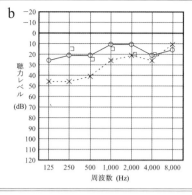
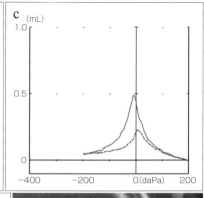
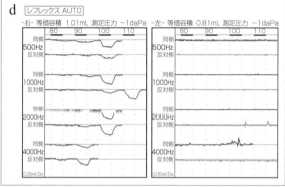
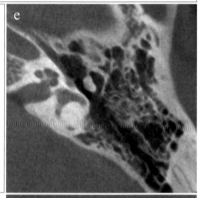
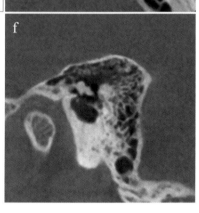

図 1.
症例 1：術前所見
　a：左鼓膜
　b：術前純音聴力検査
　c：術前ティンパノメトリー
　d：術前耳小骨筋腱反射
　e：術前 CT 軸位断，ツチ骨頭前方に硬化病変
　f：術前 CT 矢状断，ツチ骨頭前方に硬化病変

耳鼻咽喉科受診，左伝音難聴を認め，中耳 CT にてツチ骨頭の硬化性病変を認めた．聴力改善手術目的に山形大学医学部附属病院に紹介となる．

【術前検査】　両側鼓膜に特記すべき所見なし．純音聴力検査は気導右 13.3 dB，左 28.3 dB，骨導左 20.0 dB，気骨導差左 8.3 dB（3 分法），ティンパノメトリーは右 A 型，左 As 型，耳小骨筋腱反射では左耳で反応を認めなかった．CT 軸位断・矢状断にてツチ骨頭前方の硬化性病変を認めた（図 1）．

【手術所見】　6 時〜10 時の外耳道弧状切開と両端に放射状切開を加えて tympanomeatal flap を挙上，ツチ骨は固着もキヌタ骨・アブミ骨の可動性は良好であった．最小限の上鼓室開放をノミで施行，30°斜視鏡で観察するとツチ骨頭前方の硬化病変を確認できた．手術器具が届かないためキヌタ骨とツチ骨頭を摘出した．ツチ骨柄の可動性に問題ないため，キヌタ骨でコルメラを作成しⅢi 伝音再建とした（図 2）

【術後経過】　術後 21 か月の時点で，鼓膜陥凹を認めずコルメラが透見される．術後聴力は気骨導差 5 dB，聴力改善 10 dB，気導 18.3 dB であり，術後聴力成績は日本耳科学会基準で成功と判定した（図 2）．

2．症例 2：58 歳，女性

【現病歴】　右耳鳴を主訴に近医耳鼻咽喉科受

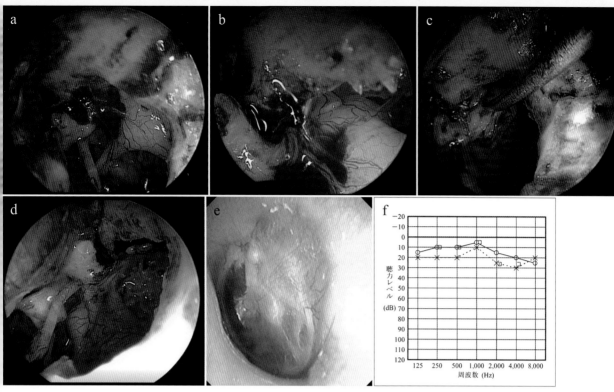

図 2. 症例 1：術中・術後所見

a：経外耳道的上鼓室開放後 0°内視鏡所見
b：経外耳道的上鼓室開放後 30°内視鏡所見，ツチ骨頭前方の硬化病変が確認できる
c：ツチ骨頭と硬化病変を離断，ツチ骨の可動性が得られた
d：キヌタ骨コルメラにて Ⅲi 伝音再建
e：術後 21 か月鼓膜所見
f：術後 21 か月純音聴力検査

診．以前より右難聴を自覚していた．右混合性難聴を認め，聴力改善手術目的に山形大学医学部附属病院に紹介となる．

【術前検査】　右鼓膜は混濁．純音聴力検査は気導右 73.3 dB，左 20.0 dB，骨導右 28.3 dB，気骨導差右 45.0 dB（3 分法），ティンパノメトリーは両耳 A 型，耳小骨筋腱反射では右耳での反応を認めなかった．CT 軸位断・矢状断にてツチ骨頭前方の硬化性病変を認めた（図 3）．

【手術所見】　6 時〜2 時の外耳道弧状切開と両端に放射状切開を加えて tympanomeatal flap を挙上，ツチ骨は固着していたがキヌタ骨・アブミ骨の可動性は良好であった．上鼓室開放を施行しツチ骨頭前方の硬化病変を同定した．キヌタ・アブミ関節を離断後，1.5 mm のノミを用いてツチ骨頭前方の硬化病変を離断した．その後，ツチ骨

の可動性が良好に認められることを確認，Ⅲr 伝音再建を施行し手術終了とした（図 4）．

【術後経過】　術後 12 か月の聴力は，気骨導差41.7 dB，聴力改善 16.7 dB，気導 56.7 dB であり，術後聴力成績は日本耳科学会基準で成功と判定した（図 4）．しかし，低・中音域の気骨導差が大きく残存しているため，修正手術を TEES で施行した．修正手術ではツチ骨頭部の再固着を認めたため，ツチ骨頭部・キヌタ骨を摘出し，ツチ骨コルメラによる Ⅲc 伝音再建とした．修正手術後24 か月の聴力は，気骨導差 11.6 dB，聴力改善29.7 dB，気導 26.6 dB であり，術後聴力成績は日本耳科学会基準で成功と判定した．

3．症例 3：78 歳，女性

【現病歴】　右耳は術後耳で以前より難聴あり．左耳漏を主訴に近医耳鼻咽喉科受診，左鼓膜穿孔

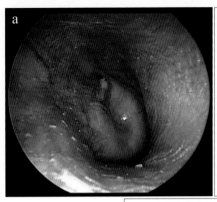
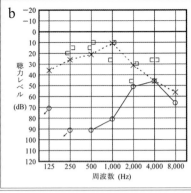
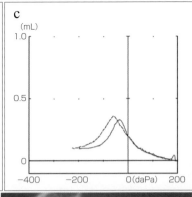
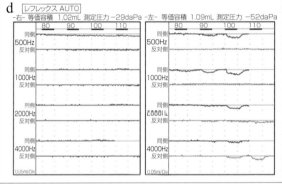
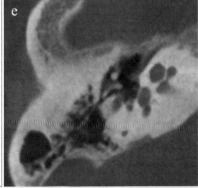
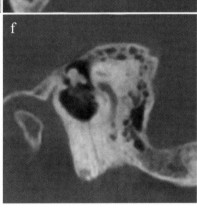

図 3.
症例 2：術前所見
　　a：右鼓膜
　　b：術前純音聴力検査
　　c：術前ティンパノメトリー
　　d：術前耳小骨筋腱反射
　　e：術前 CT 軸位断，ツチ骨頭前方に硬化病変
　　f：術前 CT 矢状断，ツチ骨頭前方に硬化病変

と癒着を認めた．耳漏停止と聴力改善目的に山形大学医学部附属病院紹介となり手術を施行した．

【術前検査】　左鼓膜緊張部に穿孔を認め，鼓膜と鼓室岬角・アブミ骨からアブミ骨筋腱・錐体隆起に癒着を認める．純音聴力検査は気導右 78.3 dB，左 56.7 dB（3 分法），骨導右 51.7 dB，左 38.3 dB（3 分法）であった．CT 軸位断・冠状断にて残存鼓膜に硬化病変と上鼓室耳小骨外側に軟部組織陰影を認めた（図 5）．

【手術所見】　鼓膜穿孔前下方の鼓膜裏面に硬化病変を認め，穿孔縁の新鮮化と硬化病変の剥離摘出を行った．6 時～10 時の外耳道弧状切開と両端に放射状切開を加えて tympanomeatal flap を挙上し，キヌタ骨長脚からアブミ骨頭，アブミ骨筋腱，鼓室岬角の癒着病変を剥離挙上した．キヌタ骨長脚先端の骨溶解を認めた．ツチ骨の可動性は不良．ツチ骨前方の硬化病変を鼓膜上皮と一塊に摘出するとツチ骨の可動性が得られた．キヌタ・アブミ関節の骨性連鎖は保たれており，生じた鼓膜大穿孔を閉鎖し I 型伝音再建として手術終了とした（図 6）．

【術後経過】　術後 12 か月，鼓膜穿孔は閉鎖し再陥凹は認めず．聴力は気骨導差 11.7 dB，聴力改善 15 dB，気導 41.7 dB であり，術後聴力成績は日本耳科学会基準で成功と判定した（図 6）．

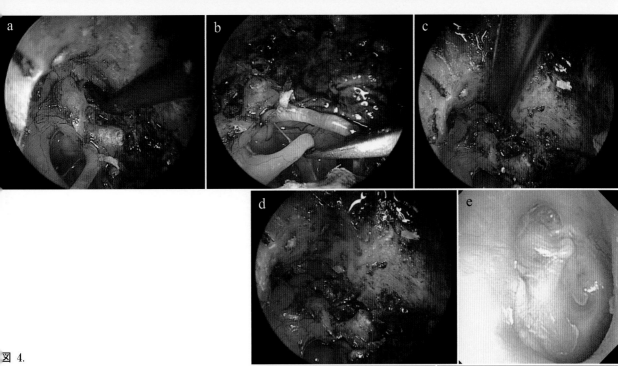

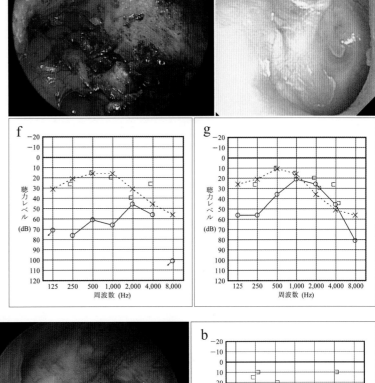

図 4.

症例 2：術中・術後所見

　　a：経外耳道的上鼓室開放後 0°内視鏡所見，
　　　ピックではツチ骨頭と硬化病変は離断でき
　　　ず

　　b：キヌタ・アブミ関節を離断

　　c：ツチ骨頭と硬化病変を 1.5 mm ノミで離断

　　d：ツチ骨頭が内側に変位しており，ツチ骨の
　　　可動性が得られたことが分かる

　　e：術後 12 か月鼓膜所見

　　f：術後 12 か月純音聴力検査

　　g：修正手術後 24 か月純音聴力検査

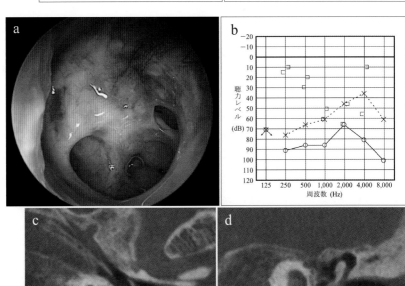

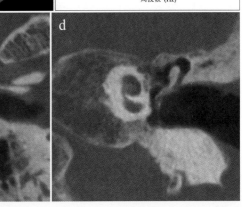

図 5.

症例 3：術前所見

　　a：左鼓膜

　　b：術前純音聴力検査

　　c：術前 CT 軸位断，ツチ骨前方鼓膜
　　　が硬化

　　d：術前 CT 冠状断，鼓膜硬化と上鼓
　　　室耳小骨外側に軟部組織陰影

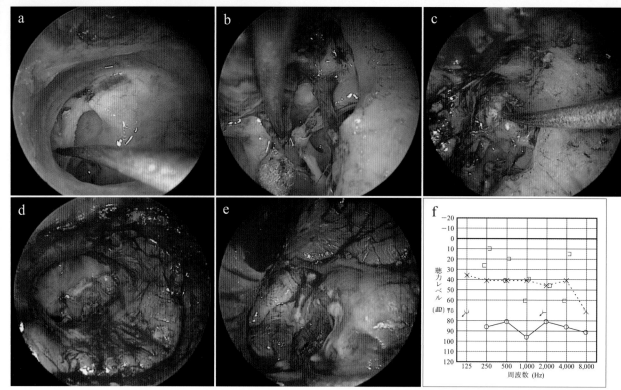

図 6．症例 3：術中・術後所見
　a：穿孔前下方の硬化病変を剥離摘出
　b：キヌタ・アブミ関節部の癒着を剥離，キヌタ骨長脚先端は溶解
　c：ツチ骨柄前方の硬化病変を摘出
　d：硬化病変除去後，鼓膜大穿孔となる
　e：皮下結合組織を用いて under lay 鼓膜形成
　f：術後 12 か月純音聴力検査

4．症例 4：63 歳，女性

【現病歴】　幼少期より左鼓膜穿孔を指摘され，左難聴を認め耳漏出現時は適宜加療を受けていた．急性副鼻腔炎症状にて近医耳鼻咽喉科受診時に左鼓膜穿孔・鼓膜癒着，混合性難聴を認めたため山形大学医学部附属病院紹介となり，耳漏停止・聴力改善目的に手術加療の方針となる．

【術前検査】　左鼓膜緊張部に大穿孔を認め，穿孔上縁は鼓室岬角に癒着，アブミ骨頭と推測される骨性構造を認める．純音聴力検査は気導右 38.3 dB，左 88.3 dB（3 分法），骨導右 33.3 dB，左 53.3 dB（3 分法）であった．CT 軸位断・冠状断にて上鼓室耳小骨周囲に軟部組織陰影と硬化病変を認め，ツチ骨柄とキヌタ骨長脚は欠損している所見であった（図 7）．

【手術所見】　6 時～10 時の外耳道弧状切開と両端に放射状切開を加えて tympanomeatal flap を挙上，鼓膜穿孔上縁の鼓室岬角癒着部より上方は硬化病変も混在した肉芽病変で充満していた．アブミ骨頭と思われる骨性構造は底板との連続性はなく摘出，顔面神経第二膝部から水平部の神経露出は認められず，適宜肉芽を清掃．アブミ骨底板上にも肉芽を認めたため適宜肉芽を清掃したがアブミ骨底板の確認は行わなかった．軟骨膜 under-lay で鼓膜形成を施行，軟骨コルメラを底板上に残存する肉芽の上に立て Ⅳc 伝音再建とした（図 8）．

【術後経過】　術後 12 か月の聴力は，気骨導差 43.3 dB，聴力改善 −5 dB，気導 93.3 dB であり，術後聴力成績は日本耳科学会基準で不成功と判定した（図 8）．術後 CT にて中鼓室の含気腔は形成された．

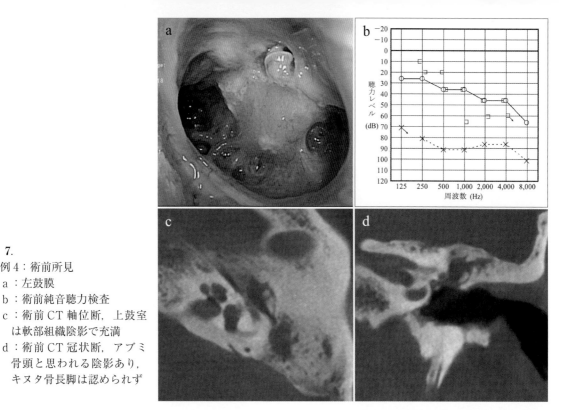

図 7.
症例 4：術前所見
　　a：左鼓膜
　　b：術前純音聴力検査
　　c：術前 CT 軸位断，上鼓室
　　　は軟部組織陰影で充満
　　d：術前 CT 冠状断，アブミ
　　　骨頭と思われる陰影あり，
　　　キヌタ骨長脚は認められず

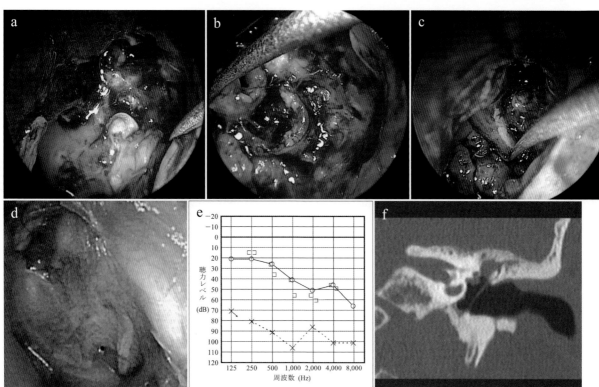

図 8. 症例 4：術中・術後所見
　　a：アブミ骨頭から顔面神経管にかけて肉芽充満
　　b：顔面神経水平部と鼓室岬角の肉芽を除去，アブミ骨底板上の肉芽はそのまま
　　c：軟骨にて IVc 伝音再建
　　d：術後 12 か月左鼓膜所見，下方にピンホール
　　e：術後 12 か月純音聴力検査
　　f：術後 12 か月 CT 冠状断，中鼓室の含気腔が得られている

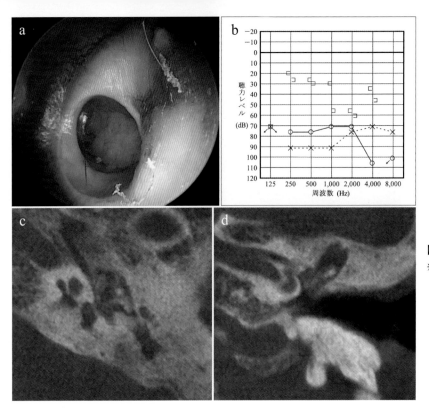

図 9.
症例 5：術前所見
　a：左鼓膜
　b：術前純音聴力検査
　c：術前 CT 軸位断，中耳
　　腔は硬化病変と軟部組織
　　陰影で充満
　d：術前 CT 冠状断，アブ
　　ミ骨周囲に硬化病変

５．症例 5：75 歳，男性

【現病歴】　幼少期より両耳難聴を認めていた。
1 年前に右緊張部型真珠腫に対して TEES を施行。左耳鼓室硬化症に対し，聴力改善目的に手術を施行した。

【術前検査】　左鼓膜緊張部は陥凹し癒着，陥凹していない鼓膜は硬化。純音聴力検査は気導右71.7 dB，左 85.0 dB（3 分法），骨導右 35.0 dB，左 48.3 dB（3 分法）であった。CT 軸位断・冠状断にて中耳腔は硬化病変と軟部組織陰影にて充満していた（図 9）。

【手術所見】　6 時〜10 時の外耳道弧状切開と両端に放射状切開を加えて tympanomeatal flap を挙上，鼓膜陥凹部・癒着部の上皮は剝離摘出した。耳小骨周囲は硬化病変が充満しており耳小骨の可動性は認めなかった。鼓室峡部・中鼓室前方から前鼓室の硬化病変を摘出したが耳小骨の可動性は改善せず。アブミ骨周囲の硬化病変はアブミ骨と一塊となっており，同部の清掃は断念。生じた鼓膜穿孔は 300 μm 薄切軟骨を用いて鼓膜を形成し，I 型伝音再建として手術を終了とした（図 10）。

【術後経過】　術後 48 か月，鼓膜の再陥凹は認め

ず。聴力は，気骨導差 35.0 dB，聴力改善 6.7 dB，気導 78.3 dB であり，術後聴力成績は日本耳科学会基準で不成功と判定した（図 10）。

術後聴力成績

日本耳科学会基準による検討では，気骨導差が15 dB 以内となった症例が 33 耳（52.4％），聴力改善 15 dB 以上となった症例が 26 耳（41.3％），聴力レベル 30 dB 以内となった症例が 11 耳（17.5％）であり，成功率は 60.3％（38/63 耳）であった。伝音再建法による成功率は，TP（tympanoplasty）I型が 78.9％（15/19 耳），TP Ⅲc 型が 60.7％（17/28耳），TP Ⅲi 型が 44.4％（4/9 耳），TP Ⅲr 型が100％（2/2 耳），TP Ⅳc 型が 0％（0/5 耳）であった（表 1）。伝音再建法による成功率には有意差を認め（カイ二乗検定：$P<0.05$），TP I と TP Ⅳc 間（$P<0.001$），TP Ⅲc と TP Ⅳc 間（$P<0.05$），TPⅢr と TP Ⅳc 間（$P<0.01$）に成功率の有意差を認めた（表 1）。

AAO-HNS 基準による検討では，術後気骨導差が 10 dB 以内となった症例が 20 耳（31.7％），11〜20 dB となった症例が 19 耳（30.2％），21〜30 dB

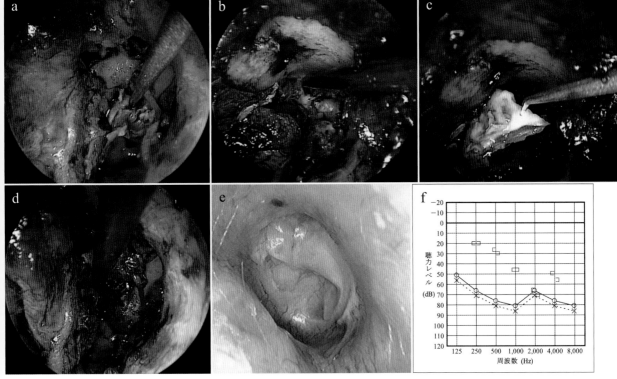

図 10. 症例 5：術中・術後所見

a：鼓室峡部の硬化病変を除去

b：ツチ骨柄前方に硬化病変を認める

c：b の硬化病変を除去

d：アブミ骨は硬化病変と一塊になっており単離は断念

e：術後 48 か月鼓膜所見

f：術後 48 か月純音聴力検査

表 1. 日本耳科学会基準による術後聴力評価

術後聴力	総数(n=63)	TP Ⅰ(n=19)	TP Ⅲc(n=28)	TP Ⅲi(n=9)	TP Ⅲr(n=2)	TP Ⅳc(n=5)
気骨導差 15 dB 以内	33(52.4%)	14(73.7%)	16(57.1%)	3(33.3%)	0(0%)	0(0%)
聴力改善 15 dB 以上	26(41.3%)	7(36.8%)	15(53.6%)	2(22.2%)	2(100%)	0(0%)
聴力レベル 30 dB 以内	11(17.5%)	4(21.1%)	6(21.4%)	1(11.1%)	0(0%)	0(0%)
上記いずれかに該当(成功)	38(60.3%)	15(78.9%)	17(60.7%)	4(44.4%)	2(100%)	0(0%)*

＊カイ二乗検定：$P<0.05$(TP Ⅰと TP Ⅳc 間：$P<0.001$，TP Ⅲc と TP Ⅳc 間：$P<0.05$，TP Ⅲr と TP Ⅳc 間：$P<0.01$)

TP；tympanoplasty

となった症例が 12 耳(19.0%)，30 dB 以上となった症例が 12 耳(19.0%)であった．伝音再建法により術後気骨導差が 20 dB 以内となった割合は，TP(tympanoplasty)Ⅰ型が 78.9%(15/19 耳)，TP Ⅲc 型が 60.7%(17/28 耳)，TP Ⅲi が 44.4%(4/9 耳)，TP Ⅲr が 50%(1/2 耳)，TP Ⅳc が 40%(2/5 耳)であった(表 2)．伝音再建法による成功率に有意差を認めなかった(Kruskal-Wallis の H 検定)．

日本耳科学会基準聴力成績に関与する因子の検討

日本耳科学会基準による成功の有無に関与する因子についてロジスティック回帰分析を用いて検討した．目的変数を聴力成功の有無(成功：1，不成功：0)とし，説明変数として年齢，鼓膜穿孔の有無(穿孔なし：0，穿孔あり：1)，アブミ骨底板の状態(可動制限なし：0，可動制限あり：1)，伝音再建法(TP Ⅰ型：1，TP Ⅲ型：2，TP Ⅳ型：

表 2. AAO-HNS 基準による術後聴力評価

術後気骨導差	総数(n=63)	TP Ⅰ(n=19)	TP Ⅲc(n=28)	TP Ⅲi(n=9)	TP Ⅲr(n=2)	TP Ⅳc(n=5)
～10 dB	20(31.7%)	11(57.9%)	7(25.0%)	2(22.2%)	0(0%)	0(0%)
11～20 dB	19(30.2%)	4(21.1%)	10(35.7%)	2(22.2%)	1(50%)	2(40.0%)
21～30 dB	12(19.0%)	2(10.5%)	6(21.4%)	2(22.2%)	1(50%)	1(20.0%)
30 dB～	12(19.0%)	2(10.5%)	5(17.9%)	3(33.3%)	0(0%)	2(40.0%)*

＊Kruskal-Wallis の H 検定：有意差なし

TP：tympanoplasty

表 3. 日本耳科学会基準による術後聴力成功に関与する
因子の検討

	odds ratio	95% CI	P Value
年齢	0.98	0.94-1.02	0.37
鼓膜穿孔の有無	1.56	0.38-6.46	0.54
アブミ骨底板の状態	0.33	0.02-4.41	0.40
伝音再建法	0.18	0.05-0.64	0.008
術前気導レベル	0.95	0.90-0.99	0.013

CI：confidence interval
目的変数
　・聴力成績(成功：1, 不成功：0)
説明変数
　・年齢
　・鼓膜穿孔の有無(穿孔なし：0, 穿孔あり：1)
　・アブミ骨底板の状態(可動制限なし：0. 可動制限あり：1)
　・伝音再建法(TP Ⅰ型：1, TP Ⅲ型：2, TP Ⅳ型：3)
　・術前気導レベル

3)，術前気導レベル(術前気導聴力，3 分法)の 5 つを用いた．解析の結果，伝音再建法と術前気導レベルが有意に聴力成功の有無に影響を及ぼしていた(表 3)．

考 察

鼓室硬化症は，鼓室内に硬化病変を認める病態であるが，硬化病変の部位や併存する鼓室内の病変(鼓膜穿孔や癒着の有無，中耳腔内肉芽の有無，耳小骨の欠損の有無，中耳含気腔の状態など)は様々であり，症例ごとの対応が必要である．

症例 1 と症例 2 はいずれもツチ骨頭前方に硬化病変を認め伝音難聴の要因となっていた．術前 CT 検査よりツチ骨前方の硬化病変が伝音難聴であることを疑っていたが，確定診断は手術による視診と触診である．TEES では，最小限の経外耳道的上鼓室開放と斜視鏡を用いることで，ツチ骨前方の術野を得ることができる(図 2-b)．伝音難聴の原因として，アブミ骨固着症や前ツチ骨靱帯固着症の合併も考えられるため，まずは伝音難聴

の原因部位を特定するために，広角な視野をもち死角が少ない TEES は有用と考えられる．ツチ骨前方病変の操作を行うためには，前方を中心に上鼓室開放を拡大する必要がある．硬化病変の操作時には耳小骨に負荷が生じ，アブミ骨の振動を介した内耳障害の危険性があるため，キヌタ・アブミ関節を離断してから硬化病変の処理を行うようにしている．症例 2 では，硬化病変を離断後耳小骨の可動性が得られたためⅢr 伝音再建としたが，術後の聴力改善が不十分であるため修正手術を行った．その際にツチ骨再固着を認めたため，ツチ骨頭の固着を認めた際には再固着のリスクを避け，Ⅲc またはⅢi 伝音再建を行うのが望ましいと考えられた．

症例 3 はツチ骨柄周辺の硬化病変と鼓膜穿孔，鼓膜癒着が伝音難聴の原因であった．ツチ骨柄周囲の硬化病変清掃によりツチ骨の可動性が得られたが，キヌタ・アブミ関節の連結が正常の場合は，内耳保護のため離断してから硬化病変の清掃を行うのが望ましい．しかし，本症例ではキヌタ・ア

表 4. 日本耳科学会基準を用いた鼓室硬化症聴力成績の報告

著者(報告年)	成功率(耳数)	TP Ⅰ	TP Ⅲc	TP Ⅲi	TP Ⅲr	TP Ⅳc	TP Ⅳi	アブミ骨手術
志和ら(2000)	71.6%(n=74)	81.8%(n=12)	–	–	–	–	–	–
田辺(2003)	71.1%(n=121)	68.2%(n=22)	78.9%(n=55)	78.9%(n=38)	–	0%(n=2)	50%(n=2)	0%(n=2)
河野(2007)	84.6%(n=13)	–	–	–	–	–	–	84.6%(n=13)
正垣ら(2010)	76%(n=41)	–	75%(n=20)	65%(n=20)	–	0%(n=1)	100%(n=3)	–
吉川ら(2013)	55.6%(n=27)	50%(n=2)	50%(n=12)	66.7%(n=6)	–	0%(n=2)	–	60%(n=5)
本検討(2022)	60.3%(n=63)	78.9%(n=19)	60.7%(n=28)	44.4%(n=9)	100%(n=2)	0%(n=5)		

TP；tympanoplasty

表 5. AAO-HNS 基準を用いた鼓室硬化症聴力成績の報告

Author(year)	Number of ear	ABG ≦20 dB
Teufert KB, et al.(2002)	n=203	65.3%
Yetiser S, et al.(2007)	n=30	33%
Kizilkaya Z, et al.(2008)	n=31	45.2%
Aslan H, et al.(2010)	n=37	27%
Özdek A.(2022)*	n=23	95.7%
This study(2022)*	n=63	61.9%

ABG；air bone gap
*TEES

ブミ関節の連鎖が弱かったため，そのまま硬化病変の清掃を慎重に行った．耳小骨連鎖を保ちながらツチ骨前方の硬化病変を確認・操作できることは，TEES の利点と考えている．術後鼓膜の再陥凹を認めず中耳含気腔が得られたため良好な聴力成績が得られた．

　症例4は硬化病変と易出血性の肉芽が混在しており，アブミ骨底板の状態を確認できなかった．TEES は片手操作が基本となるが，易出血性肉芽の処理もボスミン綿花などを使用しながら可能である．しかし，顔面神経が露出している症例や本症例のようにアブミ骨底板上に肉芽を認める症例では，顔面神経麻痺や内耳障害の危険が伴う．症例5ではアブミ骨が硬化病変と一塊になっており，アブミ骨の単離は断念した．鼓膜穿孔や鼓膜癒着を合併している症例にアブミ骨手術を行う場合には，二期手術として中鼓室の含気腔が得られてから行うのが望ましい．どこまでの手術操作を行うかは，術前に患者へ十分説明して決定しておく必要がある．

　日本耳科学会基準による聴力成績を諸家の報告[6]~[10]と比較した（表4）．成功率は55.6~84.6%の報告が認められ，本検討の成功率60.3%は同等の成績と考えられた．聴力評価成功に関与する因子として，伝音再建法と術前気導聴力が認められた（表3）．伝音再建法では，Ⅰ型よりⅢ型，Ⅲ型よりⅣ型を選択するにしたがって成功率が低下する（odds ratio：0.18）．諸家の報告でも，Ⅳc 伝音再建を要した症例の成功率は0%であり，鼓室硬化症でアブミ骨上部構造とキヌタ骨長脚を認めずⅣc 伝音再建を選択しなくてはならない症例の聴力予後は不良である．また，術前気導レベルが悪いほど成功率が低下する（odds ratio：0.95）ことが示された．鼓室硬化症では，慢性の炎症により気導聴力閾値が上昇している症例では骨導聴力閾値の上昇も認められること，また気骨導差が大きい症例では硬化病変の程度が強いことが要因と推察された．

　AAO-HNS 基準による聴力成績を諸家の報告[11]~[15]と比較した（表5）．術後気骨導差が20 dB 以内となる率は27~95.7%と報告によって大きく異なっていた．本検討では，術後気骨導差が20 dB 以内となったのは61.9%であり，症例数が比較的多い Teufert らの報告と同等であった．

まとめ

　鼓室硬化症に対して TEES を施行した63耳の術後聴力成績は，日本耳科学会基準で成功率

60.3%，AAO-HNS 基準で術後気骨導差 20 dB 以内となった症例が61.9%であった．鼓室硬化症の手術は，中鼓室や上鼓室が手術操作のメインとなるため広角な視野をもつ TEES のよい適応と考えられるが，病態は様々であるため症例ごとに手術方針を検討することが重要である．

参考文献

1) Ito T, Kubota T, Furukawa, et al：Transcanal Endoscopic Ear Surgery for Congenital Middle Ear Anomalies. Otol Neurotol, **40**：1299-1305, 2019.

2) Furukawa T, Watanabe T, Ito T, et al：Feasibility and advantages of transcanal endoscopic myringoplasty. Otol Neurotol, **35**：140-145, 2014.

3) Kakehata S, Watanabe T, Ito T, et al：Extension of indications for transcanal endoscopic ear surgery using an ultrasonic bone curette for cholesteatomas. Otol Neurotol, **35**：101-107, 2014.

4) 齊藤彰子，伊藤　吏，窪田俊憲ほか：中耳奇形症例に対する経外耳道的内視鏡下耳科手術の有用性に関する検討. Otol Jpn, **29**：162-167, 2019.

5) 浅野敬史，伊藤　吏，窪田俊憲ほか：当科における経外耳道的内視鏡下アブミ骨手術の工夫と術後成績. Otol Jpn, **29**：52-57, 2019.

6) 志和成紀，小島博己，宮崎日出海ほか：鼓室硬化症の検討―新聴力改善判定基準による検討と病態の分析. 耳展, **43**：276-281, 2000.

7) 田辺牧人：中耳手術の聴力改善成績の判定基準をめぐって―鼓室硬化症の術後聴力成績. Otol Jpn, **13**：2-5, 2003.

8) 河野浩万：鼓室硬化症に対するアブミ骨手術. 耳鼻, **53**：65-73, 2007.

9) 正垣直樹，磯野道夫，齋藤和也ほか：当院における鼓室硬化症について. 耳鼻, **56**：177-182, 2010.

10) 吉川沙耶花，玉江昭裕，柴田修明ほか：当科における鼓室硬化症の術後聴力成績. 耳鼻, **59**：17-24, 2013.
Summary 鼓室硬化症 31 耳に対する術後 6 か月の手術成功率は 55.6%であった.

11) Teufert KB, De La Cruz A：Tympanosclerosis：long-term hearing results after ossicular reconstruction. Otolaryngol Head Neck Surg, **126**：264-272, 2002.

12) Yetiser S, Hıdır Y, Karatas E, et al：Management of tympanosclerosis with ossicular fixation：review and presentation of long-term results of 30 new cases. J Otolaryngol, **36**：303-308, 2007.

13) Kizilkaya Z, Emir H, Ceylan K, et al：The effect of stapes mobility on hearing outcome and which procedure to choose in fixed stapes in children tympanosclerosis. Int J Pediatr Otorhinolaryngol, **72**：849-856, 2008.

14) Aslan H, Katilmiş H, Oztürkcan S, et al：Tympanosclerosis and our surgical results. Eur Arch Otorhinolaryngol, **267**：673-677, 2010.

15) Özdek A：Endoscopic transcanal management of tympanosclerosis. Eur Arch Otorhinolaryngol, **279**：677-683, 2022.
Summary 鼓室硬化症 23 例に対して TEES を施行し，術後気骨導差 20 dB 未満の成功は 22 例であった.

MB ENT, 275：57-64, 2022

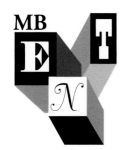

◆特集・経外耳道的内視鏡下耳科手術（TEES）

中耳奇形に対する手術手技
—Teunissen & Cremers 分類による術後聴力成績の検討—

小林泰輔*

Abstract　先天性耳小骨奇形は比較的稀な疾患である．手術により難聴が改善するため，積極的に手術を行うことが勧められるが，その病態は多岐にわたり，術式も数多く存在する．一方，術野は鼓室および上鼓室に限定され，ほとんどの耳で炎症がなく，出血が少ない．TEES が有用性を発揮する疾患であり，TEES は中耳奇形の手術の中心的役割を果たす．耳小骨奇形の病態は多彩で，いくつかの分類方法が提唱されている．国際的には，Teunissen & Cremers の分類が広く用いられている．これはアブミ骨の固着の有無による分類，すなわちアブミ骨手術の必要性の有無による分類で，臨床的にわかりやすい．本稿では，Teunissen & Cremers の分類を用いて症例を提示し，術式とその注意点や手術成績を示す．

Key words　先天性中耳奇形（congenital middle ear malformation），経外耳道的内視鏡下耳科手術（transcanal endoscopic ear surgery），鼓室形成術（tympanoplasty），アブミ骨手術（stapes surgery）

はじめに

　中耳奇形は生下時より伝音難聴をきたし，最近では新生児聴覚スクリーニングにより発見された難聴症例の中で，後日，耳小骨奇形による難聴と診断される症例もある．耳小骨奇形は手術により難聴が改善するため，積極的に手術を行うことが勧められるが，その病態は多岐にわたり，術式も数多く存在する．また，術前診断が困難な症例も少なからず存在する．このため，病態を理解し，種々の術式に対応できる準備を行い手術に臨む必要がある．一方，中耳奇形の術野は鼓室および上鼓室に限定され，ほとんどの耳で炎症がなく，出血が少ない．これらは経外耳道的内視鏡下耳科手術（transcanal endoscopic ear surgery；TEES）の非常によい適応になることを意味する[1]．さらに，小児例が多いことからも，耳小骨奇形の手術は低侵襲で短期入院可能な TEES が有用性を発揮する手術である．本稿では，まず病態と術式を考える

うえで，耳小骨奇形の分類について説明し，症例を提示して，病態に対応した術式をとる重要性を述べる．その後，術後聴力成績と TEES のメリットとデメリットを述べる．

耳小骨奇形の分類

　耳小骨奇形の病態は多彩で，いくつかの分類方法が提唱されている．本邦では船坂らの分類[2]（表1）が多用されてきた．この分類は Anson の説[3][4]に代表されるような耳小骨の発生学的見地に基づいている．すなわち，ツチ骨とキヌタ骨の上方が第1鰓弓，キヌタ骨下方とアブミ骨上部構造が第2鰓弓由来で，それぞれの原基が伸長，接合して，骨化するというものである．一方，国際的には，Teunissen & Cremers の分類[5]（以下，Cremers らの分類，表2）が広く用いられている．これはアブミ骨の固着の有無による分類，すなわちアブミ骨手術の必要性の有無による分類で，臨床的にわかりやすい．クラスⅠはアブミ骨固着の単独奇形，

＊　Kobayashi Taisuke，〒 783-8505　高知県南国市岡豊町小蓮　高知大学医学部耳鼻咽喉科，病院教授

表 1. 船坂らによる耳小骨奇形の分類

> Ⅰ群：キヌタ骨長脚またはアブミ骨上部構造の形成不全による
> キヌタ・アブミ関節の離断
> Ⅱ群：ツチ骨・キヌタ骨体の周囲骨壁への固着
> Ⅲ群：アブミ骨底板の固着

これらが単独（monofocal 型）またはそれぞれが合併する multifocal 型が
ある

表 2. Teunissen & Cremers による耳小骨奇形の分類

> クラスⅠ：アブミ骨の固着（単独）
> クラスⅡ：アブミ骨の固着＋他の耳小骨奇形
> クラスⅢ：耳小骨奇形（アブミ骨可動性あり）
> 　　　　　連鎖離断（クラスⅢa）
> 　　　　　ツチ・キヌタ骨の固着（クラスⅢb）
> クラスⅣ：前庭窓または蝸牛窓の低形成または高度の形成異常
> 　　　　　低形成（クラスⅣa）
> 　　　　　形成異常（クラスⅣb）　顔面神経の交叉，アブミ骨動脈の遺残

クラスⅡはアブミ骨の固着に加えて離断などの他の奇形，クラスⅢはアブミ骨は可動性があり，加えて連鎖離断（クラスⅢa）やツチ・キヌタ骨の固着（Ⅲb）がある例，クラスⅣは前庭窓の低形成や形成異常である．本稿では，Cremers らの分類を用いて説明を行う．

本邦における報告では，キヌタ・アブミ関節の離断が多い．小島ら[6]は 43%，岡野ら[7]は 55%であったと報告している．一方，Teunissen ら[5]の報告では，クラスⅡが約 38%と最多であったが，Park ら[8]はクラスⅠが 49%ともっとも多く，一方，Tang ら[9]はクラスⅢが 73%であったと述べている．Ito ら[10]は本邦の多施設における 246 例の検討から，クラスⅢが 57%であったと報告している．報告により差があるものの，本邦報告例や韓国からの報告の一つでは，クラスⅢが最多となっており，少なくとも本邦ではキヌタ・アブミ関節の離断がもっとも多い奇形と推定される．人種による差異が存在する可能性も示唆されるが，疾患頻度が低く，症例の蓄積が必要である．

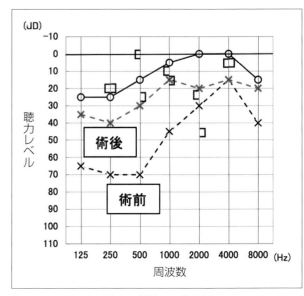

図 1. 症例 1 の聴力図

症例提示

症例 1：11 歳，女性

小学校入学時に検診で左難聴を指摘された．純音聴力検査では stiffness curve を呈する左 45.0 dB（三平均）の混合難聴であった（図 1）．側頭骨 CT では連鎖に異常を認めなかった．先天性耳小骨奇形（固着疑い）で TEES を行った．鼓室を開放すると，耳小骨連鎖離断はなかったが，アブミ骨は固着しており，アブミ骨筋腱がなかった（図 2-a）．底板に手もみドリルで孔を開け（図 2-b），テフロンワイヤーピストンを挿入して，キヌタ骨長脚に締結し，上部構造を除去した（図 2-c）．術後 1 年目の純音聴力検査では 21.7 dB（三平均）に改善し，気骨導差は消失した（図 1）．

本症例は Cremers らの分類のクラスⅠに分類され，アブミ骨の固着が認められた症例である．アブミ骨の固着は前述したように，キヌタ骨長脚の欠損やアブミ骨上部構造の欠損などの耳小骨離断に次いで多い奇形である．聴力型が stiffness

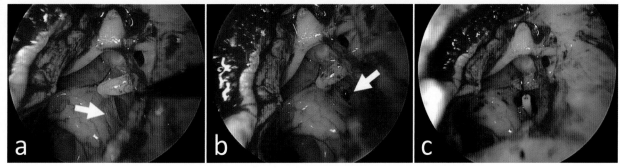

図 2．症例 1 の術中所見
a：アブミ骨筋腱が欠損し（矢印）アブミ骨が固着していた
b：アブミ骨底板に開窓した（矢印）
c：テフロンワイヤーピストンを挿入し，キヌタ骨長脚に締結後，脚を除去した

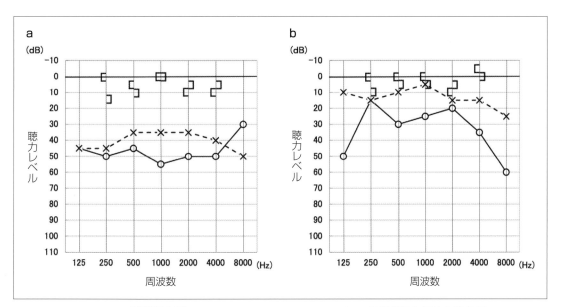

a．術前聴力図　　　　　　　　　　　　b．右耳術後 2 年目の聴力図

図 3．症例 2 の聴力図

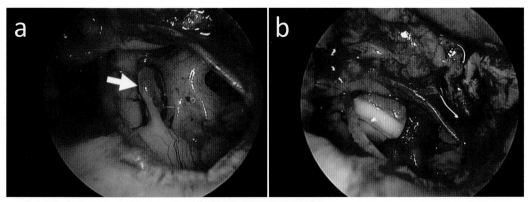

図 4．症例 2 の術中所見
a：右アブミ骨頭（矢印）とキヌタ骨長脚が欠損
b：耳珠軟骨でⅢi-M とした

curve を呈することや，2 kHz の骨導閾値上昇（Carhart's notch），ティンパノメトリーで As 型を呈することが診断の手がかりとなる．耳硬化症との鑑別は，主に現病歴から難聴の発症時期と非進行性から判断するが，かならずしも鑑別が明確でない場合もある．クラス I およびクラス II の症例はアブミ骨手術の適応となることから，先天性耳小骨奇形の手術ではアブミ骨手術の準備も行い，手術に臨む必要がある．

症例 2：6 歳，女性

小学校入学後に学校検診で難聴が疑われ，診断に至った女児である．右 50.0 dB，左 35.0 dB（三平均）の両側伝音難聴であった（図 3-a）．CT 所見より耳小骨離断が疑われ，まず右耳の手術を行った．キヌタ骨の長脚は消失，アブミ骨頭もなく（図 4-a），耳珠軟骨を 2 枚重ねにして鼓室形成術 III i-M とした（図 4-b）．約 1 年後に左耳の手術を行った．中耳奇形は対側と同様な所見であり，対側と同様な手術を行った．術後 1 年で若干の右気骨導差が増大したが，右 25.0 dB，左 10.0 dB（三平均，図 3-b）に改善した．

本症例は可動性のあるアブミ骨と耳小骨離断が合併する両側クラス III a の症例で，軟骨をコルメラとした鼓室形成術を行った．もっとも多いタイプの耳小骨奇形とされる．アブミ骨上部構造が残存している場合は III i-I や III i-M による再建が可能である．上部構造が欠損または低形成の場合は，IV 型を行う．この場合，キヌタ骨を用いることができれば，コルメラとして用いることができるが，できない場合は耳珠軟骨や人工耳小骨を用いる．

本症例のように両側性の耳小骨奇形ではほとんどの場合，左右同じタイプの奇形を有する．通常，耳小骨奇形は 10 歳以後に手術を考慮するが，CT 上離断が明らかで両側性の場合，より早期に手術することを考える[4]．

症例 3：11 歳，男性

新生児聴覚スクリーニングで右 refer であった．

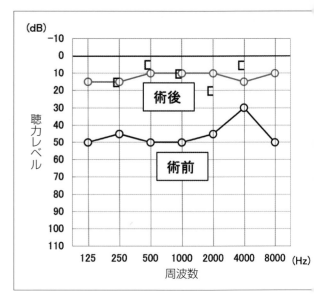

図 5．症例 3 の聴力図

初診時，純音聴力検査では，右 48.3 dB（三平均）の伝音難聴，左 11.7 dB で（図 5），ティンパノグラムでは右耳は Ad 型であった．先天性耳小骨奇形（耳小骨離断疑い）の診断で TEES を行った．鼓室を開放すると，ツチ骨頸から骨性の bridge が外耳道後壁と癒合しており（いわゆる malleus bar）（図 6-a），これを切離した（図 6-b）．さらに，キヌタ骨長脚が欠損していた．ツチ骨頭部とキヌタ骨は癒合しており，これらを一体として摘出して（図 6-c），軟骨コルメラで III i-M とした（図 6-d）．術後 2 年目の純音聴力検査では右 10.0 dB（三平均）で（図 5），気骨導差は消失した．

本症例はクラス III b で，可動性良好のアブミ骨とツチ骨固着があり，さらキヌタ骨の長脚の欠損が合併していた．奇形としては複雑であるが，クラス III の耳小骨奇形は鼓室形成術 III 型で手術が行えることが多く，おおむね聴力成績は良好である．

症例 4：23 歳，女性

小学生頃難聴と診断されたが，特に精査を受けずに放置していた．20 歳の時に右 43.3 dB，左 71.7 dB（三平均）の混合難聴と診断された（図 7-a）．左試験的鼓室開放術を受け，中耳奇形（アブミ骨欠損，卵円窓閉鎖）が明らかになり，補聴器を装用していた．聴力改善手術を希望したため，23 歳時に手術を行った．鼓室を開放すると，顔面神経水

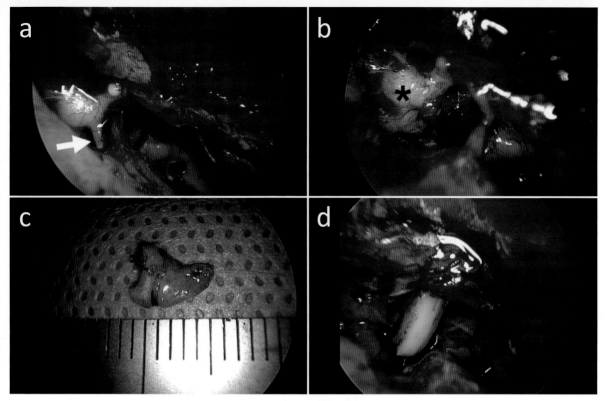

図 6. 症例 3 の術中所見
a：ツチ骨から外耳道後壁にブリッジ状の骨組織（malleus bar，矢印）
b：ブリッジ状の骨組織を除去．＊は癒合したツチ骨頭部とキヌタ骨体部
c：摘出したツチ骨頭部とキヌタ骨体部（長脚は欠損）
d：軟骨コルメラでⅢi-M とした

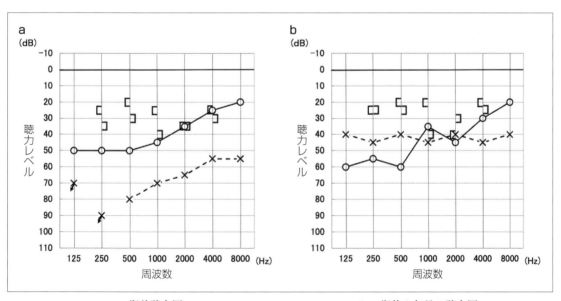

a．術前聴力図   b．術後 2 年目の聴力図

図 7. 症例 4 の聴力図

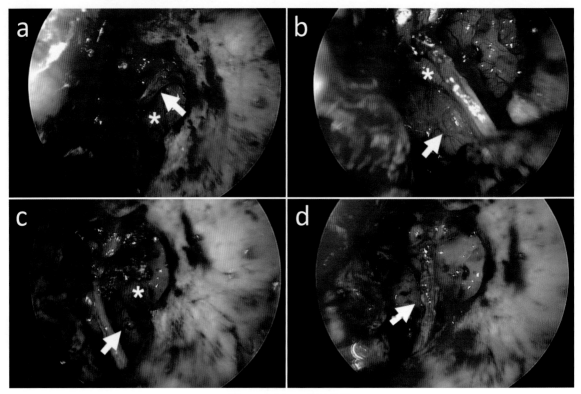

図 8. 症例 4 の術中所見
a：顔面神経水平部（＊）は通常より尾側にあり，キヌタ骨長脚（矢印）が接着していた
b：卵円窓は閉鎖していた（矢印）
c：底板にスキータードリルで開窓した（矢印）
d：ツチ骨接続型テフロンワイヤーピストン（矢印）を挿入し，ツチ骨に接続した

平部が通常より尾側を走行し，キヌタ骨の長脚と顔面神経水平部が癒着していた（図 8-a）．キヌタ骨を摘出し底板と思われる部位（図 8-b）にスキータードリルで開窓し（図 8-c），ツチ骨接続型テフロンワイヤーピストンを挿入し，ツチ骨に締結した（図 8-d）．術後 2 年目の聴力は気骨導差が残存するものの 41.7 dB（三平均）まで改善した（図 7-b）．

本症例はクラス IVa の症例で，アブミ骨底板が形成されておらず，卵円窓閉鎖である．また，キヌタ骨の長脚が低形成であった．このため，ツチ骨接続型テフロンワイヤーピストンを使用した．内耳の開窓部位は，アブミ骨脚の痕跡があれば部位の同定は比較的容易であるが，そうでない場合は，顔面神経，蝸牛窓，匙状突起，錐体隆起などの位置を参考にスキータードリルで開窓する．他の術式よりリスクが高く，聴力成績もかならずしもよくないため，術前の十分なインフォームド・コンセントが重要である．

術後成績

術後聴力成績は，総じて良好である．Teunissen ら[5]の報告では，いずれのタイプの奇形でも術後気骨導差 20 dB 以内を 70％で達成している．多施設共同研究の Ito ら[10]の報告では，術後気骨導差 20 dB 以内はクラス I，II，III，IV でそれぞれ 82％，68％，74％，23％であった．Park ら[8]も良好な聴力成績を報告しているが，クラス IV では術後気骨導差 20 dB 以内を達成した例は 7 耳中で 1 耳もなかった．これらの結果は，MES による結果も含む成績であるが，TEES と MES の手術成績は同等であるとされており[11]，クラス IV 以外では術後聴力成績は良好である．

TEES のメリットとデメリット

前述したように，TEES は中耳構造の微細な観察が可能なことに加えて，内視鏡の挿入角度を少

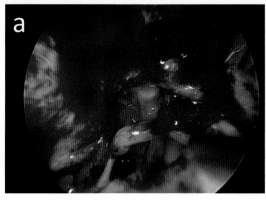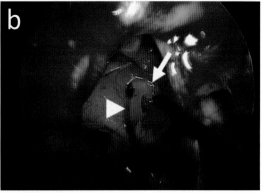

図 9. アブミ骨固着症例の術中所見
a：鼓室を開放し，アブミ骨の固着を確認した
b：30°斜視鏡で前脚をのぞき込むと，前脚は岬角に癒着し（矢印），卵円窓は低形成であった

し変えることや，斜視鏡を用いることにより顕微鏡では得られない術野を得ることができる．図9はアブミ骨の奇形と卵円窓の低形成の症例であるが（図9-a，直視鏡所見），30°斜視鏡で前方から観察すると，前脚と卵円窓前方の観察ができた（図9-b）．

一方，TEESのデメリットとしては，片手操作と単眼視である．人工耳小骨は軟骨に比べて，片手操作が難しく，軟骨コルメラが比較的操作が容易である．また，TEESでアブミ骨手術を行う際に，アブミ骨の直上からの直視鏡でのぞき込むと，遠近感に戸惑うこともある．この場合，内視鏡の角度を変化させて観察することにより，ある程度「奥行き」感を得ることができる．これらは，TEESの習熟により多くは解決する（learning curve）といわれている．

おわりに

耳小骨奇形は比較的稀な疾患である．前述したようにTEESが有用性を発揮する疾患であり，TEESは中耳奇形の手術の中心的役割を果たす術式といえよう．ただし，術前の診断には限界があり，十分なインフォームド・コンセントと手術の準備をして臨む必要がある[12]．

参考文献

1) Ito T, Kubota T, Furukawa T, et al：Transcanal Endoscopic Ear Surgery for Congenital Middle Ear Anomalies. Otol Neurotol, **40**：1299-1305, 2019.
　Summary 耳小骨奇形手術例の結果を顕微鏡下耳科手術と内視鏡下耳科手術で比較し，聴力成績，手術時間とも同等であった．
2) 船坂宗太郎，牛嶋達次郎，矢野 純：外耳奇形を伴わない先天性耳小骨固着．日耳鼻会報，**82**：793-798, 1979.
　Summary 「船坂の分類」を提唱している．
3) Anson BJ, Donaldson JA：The ear：Developmental anatomy. Surgical anatomy of the temporal bone：17-150. W. B. Saunders, 1973.
4) 山本 裕：耳小骨奇形の病態と連鎖再建術．日耳鼻会報，**116**：69-76, 2013.
　Summary 耳小骨奇形を発生学的見地から詳細に検討し，診断，手術について詳細に説明している．
5) Teunissen EB, Cremers WR：Classification of congenital middle ear anomalies. Report on 144 ears. Ann Otol Rhinol Laryngol, **102**：606-612, 1993.
6) 小島博己，宮崎日出海，田中康広ほか：鼓膜正常な耳小骨奇形72耳の検討．日耳鼻会報，**101**：1373-1379, 1998.
7) 岡野高之，岩永迪孝，輿那嶺 裕ほか：外耳奇形を伴わない中耳奇形の検討．日耳鼻会報，**106**：199-205, 2003.
8) Park K, Choung YH：Isolated congenital ossicular anomalies. Acta Otolaryngol, **129**：419-422, 2009.
9) Tang C, Zhang J, Yang S, et al：Unilateral congenital malformations of middle ear with intact external ear：a review of 64 cases. Eur Arch Otorhinolaryngol, **275**：2467-2472, 2018.
10) Ito S, Furukawa T, Ohshima S, et al：Multicenter Study of Congenital Middle Ear Anomalies. Report on 246 Ears. Laryngoscope, **131**：

E2323-E2328, 2021.

Summary 本邦における耳小骨奇形の多施設共同研究で，Teunissen & Cremers の分類ではクラスⅢが最多で，聴力成績はクラスⅣを除いて良好であった.

11）Chung J, Kang JY, Kim MS, et al：Microscopic vs Endoscopic Ear Surgery for Congenital Ossicular Anomaly. Otolaryngol Head Neck Surg, **162**：548-553, 2020.

Summary 耳小骨奇形手術例の結果を顕微鏡下耳科手術 24 耳と内視鏡下耳科手術 18 耳で比較し，聴力成績は同等，手術時間は後者で短かった.

12）小林泰輔，伊藤広明，小森正博ほか：耳小骨離断に対する経外耳道的内視鏡下耳科手術の成績．Otol Jpn, **32**：92-97, 2022.

MB ENT, 275：65-71, 2022

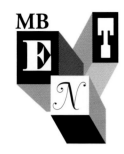

◆特集・経外耳道的内視鏡下耳科手術(TEES)

癒着性中耳炎に対する手術手技

山本和央*

Abstract 癒着性中耳炎に対する手術適応は個々の症例に応じて慎重に吟味すべきであり，目的に応じた正しい適応により手術を施行することが肝要である．癒着性中耳炎は基本的に病変が鼓室内に限局しており乳突削開術の必要がなく，手技的に TEES のよい適応である．内視鏡下に病変と正常粘膜を詳細に確認し，癒着上皮を剝離する際に骨面を極力露出させないこと，中耳粘膜を極力温存することが極めて重要となる．鼓膜形成では，鼓膜の再癒着防止として薄切軟骨を用いる cartilage tympanoplasty を行う．TEES と自己の培養鼻腔粘膜上皮細胞シート移植を組み合わせた hybrid 型の新規術式は，TEES の利点を生かしつつ術後の粘膜の再生を可能とする治療法として，これまで限界であった癒着性中耳炎の治療成績の向上が期待できる．

Key words 癒着性中耳炎(adhesive otitis media)，軟骨(cartilage)，鼓室形成術(tympano-plasty)，細胞シート(cell sheet)，温度応答性培養皿(temperature responsive culture dish)

はじめに

　癒着性中耳炎は基本的に病変が鼓室内に限局しており乳突削開術の必要がないため，手技的に経外耳道的内視鏡下耳科手術(TEES)の非常によい適応と考えられる．また，TEES のコンセプトの一つは，生理的構造を可能な限り保存し機能を維持することである．中耳の粘膜に関しても同様で，内視鏡を近接することで病変と粘膜のマージンを詳細に確認し，正常粘膜を可能な限り温存することが可能となり，内視鏡が威力を発揮する．

　病態の視点で考えると，癒着性中耳炎は鼓膜が陥凹し鼓室内の粘膜に線維性に癒着した病態であるが，耳管機能不全を伴った滲出性中耳炎の後遺症として理解されており，中耳粘膜の線毛機能やガス交換能が高度に障害されている状態である．中耳手術においては粘膜が重要であることは古くから知られているが，癒着性中耳炎の場合は正常粘膜が残存していない，あるいは病変の程度によ

り温存できないケースも少なくない．正常粘膜そのものが残らなければ，術後の粘膜再生は期待できず，この点が癒着性中耳炎の治療が難しい大きな理由の一つである．術後の再癒着を防止する種々の工夫もみられるが[1]~[5]，スタンダードな術式として未だ確立されたものはないのが現状である．一方で，癒着性中耳炎は耳漏がなく乾燥耳であっても長期間では炎症が再燃することもあり，中には内耳への炎症の波及により内耳障害をきたす例や，繰り返す炎症や鼓膜上皮の migration の障害により鼓室後上部に癒着した上皮が進展し，緊張部型真珠腫へ進行する可能性もある．このような特徴から，癒着性中耳炎は他の中耳疾患に比べ手術成績は劣る事実があるとは言え，すべての症例に対して保存的に経過をみるだけはすまされず手術適応となる症例が存在する．本稿では，癒着性中耳炎に対する一般的な TEES の手術手技に加え，術後の鼓膜再癒着を防止するための新規治療法についても概説する．

* Yamamoto Kazuhisa，〒105-8461 東京都港区西新橋 3-25-8　東京慈恵会医科大学耳鼻咽喉科学教室，講師

癒着性中耳炎に対する手術適応

癒着性中耳炎に対する手術適応としては，難聴に対して聴力改善，繰り返す感染の防止，内耳障害，真珠腫への移行などの合併症の防止が挙げられる．

難聴に関しては中等度〜高度の伝音難聴を示す症例に対しては手術の適応になる．一方，軽度の伝音難聴を呈する症例はいわゆる自然のⅢ型やⅣ型になっていることもあり，むしろ手術により聴力の悪化をきたす可能性もあるため，手術は慎重に検討するべきである．

繰り返す感染により耳漏を反復する症例に対しては，局所の清掃と抗菌薬やステロイドの点耳薬の使用で感染をコントロールし，保存的治療に抵抗性である症例に対しては手術を施行する．

内耳窓付近の長期の慢性炎症により骨導低下が懸念される症例に対しても予防的な意味を含め手術適応と考えられる．反復する炎症によりやがては真珠腫に進行する可能性もあり，真珠腫の防止を目的として手術を行う場合もある．

癒着性中耳炎に対する手術適応は個々の症例に応じて慎重に吟味するべきであり，そのためには術前に十分に病態を把握したうえで，目的に応じた適応により手術を施行することが重要である．

手技の実際

1．外耳道皮膚切開と tympanomeatal flap の挙上

通常の TEES の手技と同様に，外耳道内の皮下に浸潤麻酔し，ラウンドナイフやクレセントナイフなどで骨部外耳道の皮膚に切開を加える．癒着した病変の処理の範囲にもよるが，左耳であれば10時〜6時まで半周以上を目安に弧状に切開をおく．切開部位はアドレナリンを染み込ませた綿球などを用いて十分止血する．小綿球を切開面や剥離した皮膚と骨面の間に置くとテンションもかかり出血も吸収するため剥離しやすくなり，視野を確保しながら剥離を進める．

2．鼓膜の剥離

外耳道皮膚を剥離していくと黄白色の線維性鼓膜輪が確認できる．鼓索神経の同定も重要であるが，内視鏡を接近することで黄白色の線維性鼓膜輪と白色の鼓索神経の区別は比較的容易である．鼓膜輪と骨の間に針や剥離子を入れ，全層で鼓膜を剥離，挙上する．癒着鼓膜が鼓膜輪より内側に急に入り込んでいたり菲薄化していることも多いため，剥離の際に鼓膜に穿孔を生じないように注意が必要である．穿孔を生じた場合は穿孔をなるべく広げないように注意し他の箇所からの剥離を試みる．

癒着病変と中耳粘膜の層をよく確認することが重要で，癒着病変のみを慎重に剥離する．中耳粘膜を温存し，極力骨面を露出させないことが重要である．特に，耳管の鼓室開口部付近は粘膜再生の足がかりとなるため，できるだけ粘膜を温存することが重要である．

鼓膜上皮が残存してしまうと上皮遺残による真珠腫を形成してしまうので，癒着した上皮が残存しないように注意する．

鼓索神経と肉芽や癒着上皮との剥離が困難であることも多く，吸引などの処置によっても味覚障害が術後に出現する可能性が他の中耳疾患における手術より高いことも考えられるため，術前のインフォームド・コンセントは重要である．顔面神経が露出している症例では，術後の麻痺を避けるためにも神経周囲の癒着上皮の剥離操作は十分に注意が必要である．顔面神経に癒着した病変を除去する際には神経の走行に沿って丁寧に剥離する．

3．耳小骨の確認

耳小骨から癒着病変を慎重に剥離する．まずはキヌタ・アブミ関節を確認し，関節から癒着鼓膜を慎重に剥離する．キヌタ骨長脚が欠損している場合は，慎重にアブミ骨から上皮を剥離し，アブミ骨上部構造が消失している場合はアブミ骨底板から慎重に上皮を剥離する．アブミ骨周囲の病変を除去する場合はアブミ骨筋腱の走行を考慮し，鉗子などの操作は後方から前方に向かって行う．

術後の骨導低下を防ぐためには卵円窓やアブミ骨の癒着上皮の剝離操作は慎重に行うべきである．上皮の遺残の可能性があったり，剝離が困難な場合は段階的手術も考慮する．

4．鼓膜形成

鼓膜形成は薄切軟骨を用い cartilage tympanoplasty を行うことが一般的である[6]．軟骨膜や皮下結合組織と薄切軟骨を用いて鼓膜形成を行う．術後の鼓膜の再陥凹，再癒着の予防として薄切した軟骨板を用いる鼓室形成術，いわゆる cartilage tympanoplasty は比較的有効な手段と考えられる．薄切した軟骨板を移植筋膜下に留置し鼓膜形成を行う．軟骨は耳介軟骨を使用し，基本的に1枚の軟骨板で鼓膜形成を試み，症例に応じて数片の軟骨板を合わせ形成鼓膜とする．使用する軟骨板の厚さは 0.5～0.6 mm 程度になるようにトリミングする．軟骨を薄くスライスするには軟骨カッターが有用である．

5．伝音再建

伝音再建に関しては，癒着性中耳炎では cartilage tympanoplasty となるため，Ⅲc で再建する場合は，残存した耳小骨（ツチ骨頭もしくはキヌタ骨）をコルメラに用いてもよいが，形成鼓膜となる軟骨板と接しやすいようアブミ骨上部構造の間にコルメラとして軟骨の小片を使用することが多い．一方，Ⅳc で再建する場合は形成鼓膜となる軟骨板とアブミ骨底板の間には通常の Ⅳc で使用するより短い長さの軟骨などを再建材料として使用する．

鼓膜の再癒着を防止する新規治療法
～TEES と細胞シート移植の hybrid 型治療～

前述したように，術後の鼓膜の再癒着を防止し有効な含気腔を形成することは困難なことが多く，特に全面癒着型の癒着性中耳炎は手術を施行し，術後しばらくは良好な状態であっても，長期経過後は鼓膜が再癒着することも少なくない[7]．鼓膜をあえて潜在化させたり，鼓膜換気チューブの留置，シリコン板の留置など様々な工夫が試み

られてきたが，単純に鼓膜の癒着を解除し，それを維持し鼓膜の再癒着を確実に防止する方法は中々ないのが現状である．

そのため，TEES の手技的な利点を生かしつつ，さらに粘膜の再生が可能となれば，癒着性中耳炎の治療成績が格段に向上できるのではと考えられ，術後の粘膜を再生させ鼓膜の再癒着を防止する新規治療法を開発している．我々は中耳粘膜再生のための細胞シート工学を用いた自家培養鼻腔粘膜上皮細胞シート移植技術に TEES を組み合わせることで，癒着性中耳炎に対する新しい治療法を開発した[8]．この治療法はまだ臨床研究段階であるが，病変が鼓膜腔内に限局し，術後の粘膜再生が治癒の鍵となる癒着性中耳炎によい適応であると考えている．

細胞シート工学における温度応答性培養皿は，表面に温度応答性高分子を塗布した特殊な培養皿で，温度変化のみで培養皿表面の親水性・疎水性を制御することができる[9][10]．すなわち，培養温度 37℃ では弱い疎水性を示し，細胞を付着・増殖させることができ，32℃ 以下では表面が高い親水性を示し，トリプシンなどのタンパク質分解酵素を用いずに細胞を自然に剝離させることができるようになる．さらに，コンフルエントな状態まで培養した後に温度を下げることで，培養した細胞全体を1枚の細胞シートとして回収することができる．細胞シートの底面には，培養中に細胞が沈着した細胞外マトリックスが残っているため，この方法で作成したシートを別の表面や組織に容易に再接着させることができる．この細胞シート技術は，角膜上皮幹細胞の疲弊[11]や内視鏡的粘膜切除術に伴う人工食道潰瘍の治療[12]など，既に多くの臨床応用に成功しており，中耳においても既に中耳真珠腫や癒着性中耳炎に対して中耳粘膜の再生を目的として細胞シート移植を臨床研究として実施しており[13][14]，安全性については十分担保されている技術である．

鼻腔粘膜を用いて温度応答性培養皿で自己の培養上皮細胞シートを作製し，癒着性中耳炎におけ

外来で内視鏡下に約10mm大
の下鼻甲介粘膜を採取

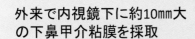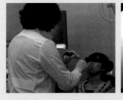

採取した鼻粘膜をCPFへ輸送

細胞加工施設（CPF）

無菌操作で約6週間培養し
細胞シートを作製

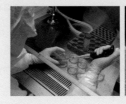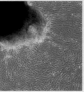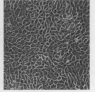

細胞シートを手術室に輸送

手術室でTEESにより細胞
シート移植を実施

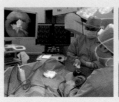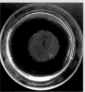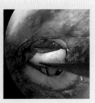

図 1. TEES と細胞シート移植の hybrid 型治療
あらかじめ外来で内視鏡下に約 10×10 mm 大の下鼻甲介粘膜を採取し，速やかに CPF へ搬送する．CPF
で自己の培養鼻腔粘膜上皮細胞シートを作製し，癒着性中耳炎の TEES の際に細胞シートを移植する

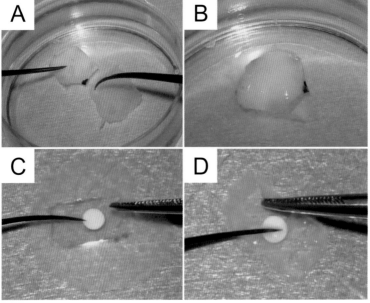

図 2.
鼓室内に移植される細胞シート
　A：形成鼓膜に用いる薄切軟骨と
　　細胞シート
　B：薄切軟骨に細胞シートを載
　　せ，細胞シートを合わせた hyb-
　　rid 型の軟骨板を用いて鼓膜を形
　　成する
　C：鼓室内に細胞シートを移植す
　　る際には，細胞シートのキャリ
　　アーとしてシリコンプレートを
　　使用する
　D：シリコンプレートに細胞シー
　　トを載せ鼓室内に運び，シリコ
　　ンプレートを抜去し鼓室内に細
　　胞シートを移植する

るTEESの際に中耳腔へ移植するという新規治療法であるが，あらかじめ約6週間前に外来にて内視鏡下に約10×10 mm大の下鼻甲介粘膜を採取し，KCM（keratinocyte culture medium）培地を用いて，細胞加工施設（cell processing facility；CPF）での無菌操作により細胞シートの作製を行う．採取した鼻腔粘膜上皮を用いてexplant culture法により上皮細胞を培養後，温度応答性培養皿へ継代培養し，細胞シートを作製する（図1）．

TEESにより病変を処理し癒着を解除した後に，鼓室の粘膜が欠損した部位やアブミ骨周囲へ

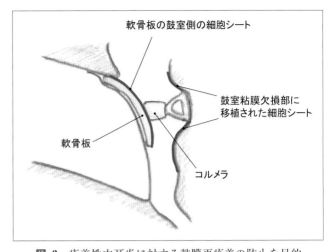

図3．癒着性中耳炎に対する鼓膜再癒着の防止を目的とした細胞シート移植後のシェーマ
鼓室の正常粘膜欠損部に細胞シートを移植し，鼓室側の面に細胞シートを合わせたhybrid型の軟骨板を用い鼓膜の再癒着を防止する

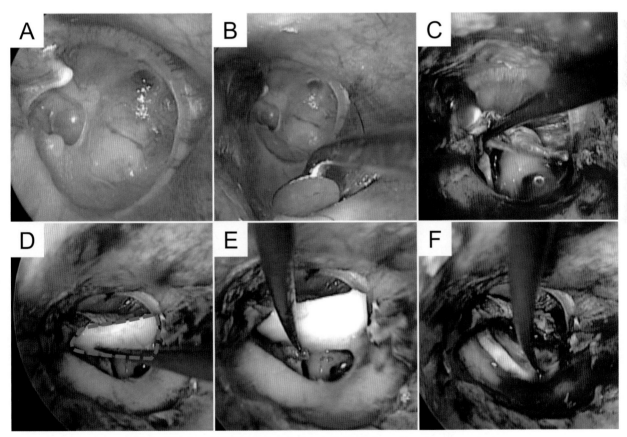

図4．細胞シート移植を組み合わせたhybrid型のcartilage tympanoplasty
A：術前鼓膜写真．鼓膜後半部の癒着のみで，癒着病変は耳小骨周囲に限局している症例
B：通常のTEESの手技と同様に外耳道皮膚に切開を加え，tympanomeatal flapを作成する
C：耳小骨周囲から癒着を丁寧に剝離し，癒着病変を解除する．この症例ではキヌタ骨長脚が消失している
D：細胞シートを合わせたhybrid型の軟骨板を挿入し，細胞シートを移植する．青の点線で示した部位に細胞シートが存在する
E：軟骨片をコルメラにⅢc再建を施行
F：軟骨板をしっかり合わせ鼓膜形成を行う

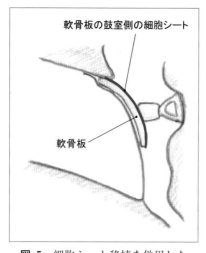

図 5. 細胞シート移植を併用した
cartilage tympanoplasty 後の
シェーマ
癒着が軽度で耳小骨周囲のみの
癒着病変で他は正常粘膜が温存
できる症例であれば，形成鼓膜
の軟骨板の裏面のみ細胞シート
移植を行う

細胞シート移植を行い，軟骨板の鼓室側の面に細胞シートを合わせた hybrid 型のもので鼓膜形成を行う．鼓室側と形成鼓膜の裏面に細胞シートを移植することにより，粘膜を再生させ鼓膜の再癒着を防止しようという術式である（図 2，3）．また，癒着が軽度で耳小骨周囲のみの癒着病変で他は粘膜が温存できる症例であれば，形成鼓膜の軟骨板の裏面のみの細胞シート移植でも効果が得られると考えられる（図 4，5）．この TEES と細胞シート移植を組み合わせた hybrid 型の新規治療は，癒着性中耳炎に対しては臨床研究として既に数例実施している．現在は，真珠腫性中耳炎を対象とした細胞シート移植治療の有効性を検証する医師主導治験を実施中であり，今後は癒着性中耳炎に対しても同様に治験を行う予定である．

おわりに

　癒着性中耳炎では，手術に踏み切った場合，癒着上皮を剥離する際に骨面を極力露出させないこと，中耳粘膜を極力温存することが極めて重要となる．しかし，正常な粘膜そのものが残っていない場合には，当然ながら術後の粘膜再生は期待できず，この点が癒着性中耳炎の治療を難しくしている要因であり，癒着性中耳炎に対する手術適応は限られ，一貫した治療方針が未だ確立されていない理由の一つでもある．最後に紹介した TEES と細胞シート移植を組み合わせた hybrid 型の術式は，TEES の利点を生かしつつ，術後の粘膜の再生を可能とする新規治療法として，これまで限界であった癒着性中耳炎の治療成績の向上が期待でき，治験を実施することで将来的に保険収載される新規治療法として確立することを目指している．

参考文献

1) Suzuki J, Yanagihara N, Kadera K：The partially implantable middle ear implant, case reports. Adv Otorhinolaryngol, **37**：178-184, 1987.
2) McGhee MA, Dornhoffer JL：The effect of gelfilm in the prevention of fibrosis in the middle ear of the animal model. Am J Otol, **20**：712-716, 1999.
3) Ng M, Linthicum FH Jr：Long-term effects of Silastic sheeting in the middle ear. Laryngoscope, **102**：1097-1102, 1992.
4) 中野雄一：中耳癒着症，中耳硬化症．耳喉, **56** (10)：885-890, 1984.
5) 坂井　真，新川　敦，佐藤むつみほか：癒着性中耳炎の病態分類と治療．頭頸部外科, **6**(1)：17-22, 1996.
6) 田中康広，小島博己，山本和央ほか：鼓膜緊張部癒着に対する cartilage tympanoplasty の有用性．耳展, **52**(1)：16-22, 2009.
7) 小島博己：癒着性中耳炎の治療―粘膜再生を期待して―．Otol Jpn, **16**：5-12, 2006.
8) Yamamoto K, Kojima H：Regeneration of Middle Ear Mucosa for TEES：79-84, Innovations in Endoscopic Ear Surgery. Springer, Singapore. 2020.
9) Okano T, Yamada N, Sakai H, et al：A novel recovery system for cultured cells using plasma-treated polystyrene dishes grafted with poly (N-isopropylacrylamide). J Biomed Mat Res, **27**：1243-1251, 1993.
10) Yamato M, Utsumi M, Kushida A, et al：Thermo-responsive culture dishes allow the intact harvest of multilayered keratinocyte

sheets without dispase by reducing temperature. Tissue Eng, **7**：1473-1480, 2000.
Summary　温度応答性分子がコーティングされた培養皿を開発し，この培養皿表面は32℃以上で疎水性となり，32℃以下では親水性に可逆的に変化することで，ディスパーゼ処理を必要とせず培養温度の制御のみで移植可能な培養上皮細胞を回収できる新技術である.

11）Nishida K, Yamato M, Hayashida Y, et al：Corneal reconstruction with tissue-engineered cell sheets composed of autologous oral mucosal epithelium. N Engl J Med, **351**：1187-1196, 2004.
Summary　両側の角膜幹細胞が欠損した患者4人に対して，口腔粘膜組織を採取し温度応答性培養皿を用いて自己の上皮細胞シートを作製し，外科的に病変を除去した角膜表面に移植した. すべての症例で合併症は認められず，角膜表面の透明度は維持され，視力回復に有効であることが示唆された.

12）Ohki T, Yamato M, Ota M, et al：Prevention of esophageal stricture after endoscopic submucosal dissection using tissue-engineered cell sheets. Gastroenterology, **143**：582-588, 2012.
Summary　食道の表在癌の患者9人に対して，口腔粘膜組織を採取し温度応答性培養皿を用いて自己の口腔粘膜上皮細胞シートを作製し，ESD後の術後潰瘍表面に移植した. 術後の再上皮化を促進し，術後狭窄の予防に有用であると考えられた.

13）Yamamoto K, Yamato M, Morino T, et al：Middle ear mucosal regeneration by tissue-engineered cell sheet transplantation. NPJ Regen Med, **2**：6, 2017
Summary　4例の真珠腫性中耳炎，1例の癒着性中耳炎に対して，下鼻甲介粘膜を採取し温度応答性培養皿を用いて自己の培養鼻腔粘膜上皮細胞シートを作製し，鼓室形成術の際の中耳腔の粘膜欠損部に移植した. 合併症，有害事象はなく，術後の粘膜再生を促進し再発防止に有用であることが示唆された.

14）Yamamoto K, Morino T, Kasai Y, et al：Cell sheet transplantation prevents inflammatory adhesions：A new treatment for adhesive otitis media. Regeb Ther, **18**：457-463, 2021.

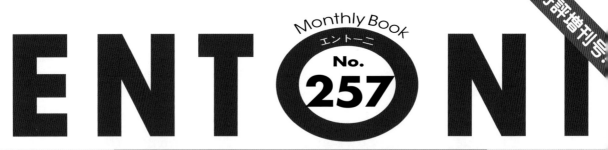

Monthly Book
エントーニ
ENTONI
No.257

2021年4月増刊号

みみ・はな・のどの
外来診療update
― 知っておきたい達人のコツ26 ―

■ 編集企画　市村恵一（東京みみ・はな・のどサージクリニック名誉院長）
MB ENTONI No. 257（2021年4月増刊号）
178頁，定価 5,940円（本体 5,400円+税）

日常の外来診療において遭遇する26のテーマを取り上げ，
達人が経験により会得してきたそれぞれのコツを伝授！

☆ CONTENTS ☆

全日本病院出版会　〒113-0033 東京都文京区本郷 3-16-4　Tel:03-5689-5989
www.zenniti.com　Fax:03-5689-8030

MB ENT, 275：73-79, 2022

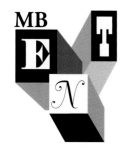

◆特集・経外耳道的内視鏡下耳科手術(TEES)

耳硬化症に対する手術手技

内田真哉*

Abstract TEES により耳前部または耳後部切開をおくことなくアブミ骨手術が可能となり，片手操作であることのデメリットは少ない．耳鏡を使っての顕微鏡手術の場合，術野が狭く限られており実施には相当のスキルを要する．TEES では手術に必要・十分な術野が得られ，Fisch の reversed procedure により確実な手術を行える．また，接近による拡大によって，ピストン挿入の確認や，術中に判明した多様な病態に対する観察など，メリットが大きい．

顕微鏡下のアブミ骨手術の経験がある術者なら，TEES の手術手技を習熟することで，内視鏡導入の恩恵を実感することができる．アブミ骨手術における内視鏡特有の注意点，手術器具や手技に関する基本的なポイントについてイラストを用いて解説した．TEES の普及によって，アブミ骨手術の安全性，確実性，手術指導の効率はより高まると考えられ，さらに良好な治療効果が期待されている．

Key words 経外耳道的内視鏡下耳科手術(TEES)，耳硬化症(otosclerosis)，アブミ骨手術 (stapes surgery)，逆手順(reversed procedure)，内視鏡下耳科手術(EES)

はじめに

経外耳道的内視鏡下耳科手術(TEES)が導入された施設では，顕微鏡手術(MES)の施行例の割合が減少してくるなかで，最終的に残ってくる手術はアブミ骨手術ではなかろうか．最近の報告において，TEES でのアブミ骨手術は MES と比較しても手術時間や手術成績に劣らず良好であったとされている[1]．

TEES では耳前部または耳後部切開をおくことなくアブミ骨手術が可能であり，かつ片手操作であることのデメリットは少ない．耳鏡を使っての顕微鏡手術の場合，術野が狭く限られており実施には相当のスキルを要する．一方，TEES では手術に必要・十分な術野が得られ，Fisch の reversed procedure[2]により確実な手術を行える．また，接近による拡大でピストンの挿入を確認できるメリットも大きい．本稿では耳硬化症における

手術手技を TEES 特有のメリットや注意点に着目して解説する．

アブミ骨手術を TEES で行うメリット

1．低侵襲かつ広い視野

内視鏡の広角レンズによる広い視野によって，アブミ骨底板付近の視野確保のための骨削開は最小限度で可能となる．さらに，手術操作に必要な空間を確保するため骨削開を広げても，耳鏡を用いた顕微鏡下手術より少ない範囲で低侵襲かつ確実な手術が行える．

2．近接拡大視による詳細な観察

内視鏡の近接により，角度を変えて詳細に構造物を観察することが可能である．術野の狭いアブミ骨手術においても，死角が少なく拡大視ができる内視鏡を用いれば確実なピストン挿入を確認できる．さらに，定型的な術式が困難な場合，たと

---

* Uchida Masaya，〒602-8026 京都府京都市上京区釜座通丸太町上ル春帯町 355-5　京都第二赤十字病院
耳鼻咽喉科・気管食道外科，部長

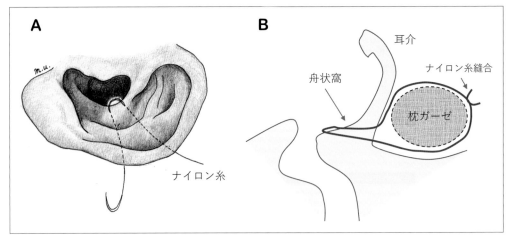

図1. 外耳道の直線化
A：耳介の後方から舟状窩軟骨を貫通する水平マットレス縫合をかける
B：耳介の後方で枕ガーゼに縫合し，牽引・固定する

えば予期せぬ鼓室内の異常な病態や神経の走行異常といった事態に対しても，多方向からの詳細な観察によって安全なアプローチを模索することが可能である[3].

3．手術指導の効率

顕微鏡時代のアブミ骨手術は症例数の少ないことや狭い視野，助手の側視鏡画像やモニター画像の劣性といった問題などから，技術の習得には相当の時間を要する難易度の高い手術であると考えられており，その指導はさらに困難な印象があった．TEES によるモニター手術では，術者と同じ高画質で，かつ解剖学的理解のしやすい広角の視野が提供される．すべての術中手技を助手と共有して効率的に指導することが可能となり，アブミ骨手術に対するハードルを下げたとも考えられる．

TEES 特有の注意点

1．画面のブレ

アブミ骨周囲の操作には繊細さが要求されるため，画像のブレを防ぐための内視鏡保持は特に重要である．基本は2点固定で，肘もしくは前腕を肘置きに置いて固定し，もう1点は内視鏡の側面を外耳道入口部皮膚にそっとあてて固定する．固定式の腕置きが利用されることが多いが，手術用ロボットアーム（iArmS®）といった優れた支援機器も市販されている．

2．内視鏡レンズの汚れ

高解像度内視鏡の利点を生かすためには，常にレンズをクリアにしておく必要がある．まずはレンズが血液などで汚れないように，外耳道を直線化することと剃毛を行うことが重要である．直線化には外耳道入口部の周囲皮膚をテーピングにて牽引し調整する．不十分なときは，耳介の後方から舟状窩軟骨を貫通する水平マットレス縫合をかけて，耳介の後方で枕ガーゼに縫合し，牽引・固定するとよい（図1）．耳珠軟骨が邪魔な場合は，糸をかけて前方に牽引固定する．剃毛については内視鏡下に行っているが，除毛クリームなどの利用も有用である．術中には適宜，ウルトラストップ® やドクターフォグ® でレンズの清拭を行う．

3．器具の干渉

手術手技上もっとも重要なポイントは内視鏡と器具との干渉を避けることで，基本的手技が3つある．① 内視鏡の挿入角度と器具の角度をなるべく平行にして，外耳道とも平行に挿入すること，② 内視鏡と器具は外耳道円周の対角線上の位置から挿入すること（図2），③ それでも干渉するときは内視鏡の挿入を浅くして，器具の可動範囲を広げる．初心者は内視鏡と器具の角度が広がりハの字で操作を行いがちで，干渉をきたしやすい．アブミ骨操作中での干渉は極めて危険であるため，器具の干渉を速やかに察知して修正できる技術の習得が重要であり，他の疾患で術中に問題な

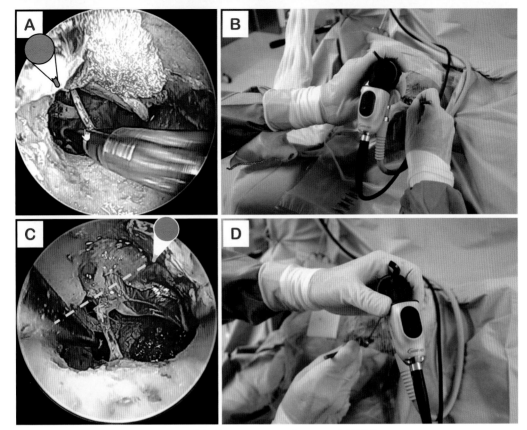

図 2. 内視鏡とスキータードリルの位置関係

A：ドリルが鼓索神経（指印）を巻き込む恐れがある

B：Aの場合の内視鏡保持の様子（見やすくするため，ドリルの代わりにピックを持つ）

C：特に右耳の場合，ドリルを左下から入れて，内視鏡を右上の対角線（黄色破線）上に
　　移動して干渉を回避

D：Cの場合の内視鏡保持の様子

　内視鏡の挿入位置

く修正できるレベルになってから行うべきであろう．

4．出血への対応

鼓室内への血液の流入は折角の高画質映像の恩恵を失うため，鼓室開放前にしっかり止血を行うことが基本である．挙上した外耳道皮弁の切断面にボスミン綿花を留置しながら手術を進めると効率がいい．皮弁以外の手前からの出血にはバイポーラ止血も有用である．ただし，顕微鏡手術に比べると切開，剝離は少なく出血は多くはない．底板開窓後の止血については顕微鏡手術とかわりはなく，スポンゼル®やサージセル®，小綿球を用いて丁寧に行い，底板周囲の吸引には注意を払う．

5．片手操作

アブミ骨手術は基本的操作を片手操作で完遂することができる手術であるため，問題になる場面は限られる．しかし，慣れないうちは必ず顕微鏡を用意して，速やかに移行できるよう準備しておくことが重要である．ピストンの締結時に両手操作が必要になる場合や両手を使いたい場面では，一時的に顕微鏡を導入する方法も推奨されており[4]，内視鏡にこだわる必要はない．また，助手に内視鏡を保持させるといった方法も考えられるが，定型的な手術であればその必要はないと考えている．

器具とインプラントの準備

1．手術器具

主に当科で使用しているものを以下に記載する．

1）剥離子：通常使用する外耳道皮弁挙上用のものやテラメスで十分であるが，吸引付きのディセクター（Panetti®）でテラメス型や左右の弯曲型のものは有用である．

2）針：通常の曲針，曲鈍針，直角針に加えて，アブミ骨手術専用のより繊細な曲針やフックを用意する．

3）キュレット，鋭匙，ノミ：キュレットはハンドルが扁平なものが便利で，主に外耳道後上壁の削除に用いる．

4）吸引管：通常の吸引に加えて，細径で直および先端が曲がったものを用意する．当科ではディスポーザブルで先端を曲げることができる吸引管（名優サクションチップ®）を用いている．

5）ドリル：アブミ骨底板開窓用のスキータードリル®（0.3 mm，0.6 mm，0.7 mm，0.8 mm）はレーザーがない場合は必ず用意したい．後上壁削開用の2 mmの電動式カーブドドリルも用意するが，かならずしも必要ではない．

6）デプスゲージ：ピストンサイズの決定に用いる．メーカーごとにゲージメモリの距離が異なるため，実測にて確認をしておく．

7）剪刃：アブミ骨剪刃（右，左）およびアブミ骨筋腱切断のためのマイクロ剪刃

8）ワイヤー鉗子：ワイヤーピストンを使用する場合の保持用

9）マギー鉗子：ワイヤーピストンの締結用

2．インプラント

常備しているサイズのものを以下に記載する．バックアップのために各2セット用意している．また，症例ごとに想定される必要なインプラントについては，事前に追加で準備しておくことを勧める．

1）テフロンピストン：直径0.6 mmと0.8 mmで，長さ3.5～4.5 mmの各サイズ．

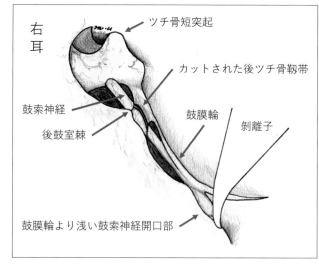

図 3．鼓索神経の温存（EAC型の場合）

2）ワイヤーピストン：直径0.6 mmと0.8 mmで，長さ3.5～4.5 mmの各サイズおよびキヌタ骨アタッチメントを各サイズ．

TEESでのアブミ骨手術の手技

1．鼓室開放まで

外耳道皮弁の挙上については成書[5]のとおりであるが，鼓室に入るまでに止血を完了しておくことが重要である．また，外耳道の半周以上を剥離すれば中鼓室の大部分が視野に入るため，当科では皮弁の側面の縦切開はおいていない．鼓室開放時に問題となるのは鼓索神経の走行であり，松本らの分類[6]を理解したうえで，鼓索神経小管を術前のCTで確認しておくとよい．当科では後鼓室棘を露出してプルサック腔から鼓室に入り，ツチ骨短突起の裏面で鼓索神経を確認することが多い．その後，後ツチ骨靱帯を切離し，鼓索神経と線維性鼓膜輪の両方を見ながら下方に剥離すれば，外耳道に開口するタイプ（EAC型）の鼓索神経においても確実な温存が可能となる（図3）．鼓索神経小管の開口部が通常より前方にあって視野の邪魔になる場合は，開口部の周囲骨を切除して神経を開放し，視野を確保する必要がある．

2．底板開窓まで

まず，鼓室が開放されたら内視鏡を近接させて耳小骨の可動性や鼓室内を確認し，診断を確定しておく．アブミ骨手術はFischのreversed proce-

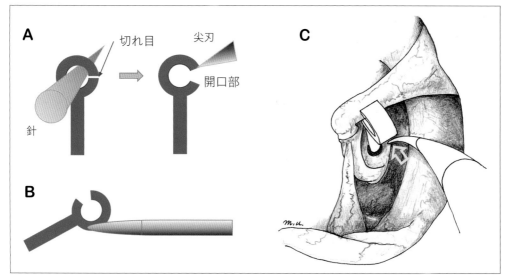

図4. ピストン挿入
A：針による拡大と尖刃によるカット
B：ピストンの持ち方
C：連鎖が保たれているため，曲針で矢印方向に軽く押すとワンタッチで装着される

dure で行い，オールテフロンピストンを使用する．この方法は，術中のキヌタ骨亜脱臼や底板開窓時のフローティングへの対策として報告されてきたが，耳小骨連鎖が保たれた状態でピストンを挿入できるため，長脚を支持する必要がなく[1]片手操作によるワンタッチでのピストン装着が可能なため TEES との相性がよい．デプスゲージで底板から長脚の距離を測定した後に，アブミ骨底板に 0.3 mm のパーフォレーターもしくはスキータードリルでコントロールホールを開けるが，スキータードリルは使用前に1度回転させて，軸ブレがないことを確認することが大切である．次いで，0.6 mm か 0.7 mm のスキータードリルにて底板開窓を行う．開窓時はドリルに無理な力がかからないよう，干渉を避けることが最重要事項となる．右利き術者の場合，患側が右だと内視鏡とドリルが左側に集中して干渉が起こりやすく，鼓索神経を巻き込む恐れもある．ドリルを画面左下方から挿入し，内視鏡を上前方にずらすなどして工夫する必要がある（図2）．手もみドリルによる開窓は作業空間が少なくて済むため TEES との相性がよいものの，ある程度の熟練を要する手技と考える．

3．ピストン挿入

ゲージで測定した長さに 0.5 mm を加えた長さのピストンを選択する．ピストンリングに直針を通してフックの切れ目を拡大し，開口部を尖刃でカットして適当に広げる（図4-A）．ピストンのリング部分を鉗子で把持して（図4-B），ピストン先端を開創部に挿入し，リングの切れ目を長脚に沿わせて，把持していたリング部を長脚方向に押すとワンタッチで装着される（図4-C）．うまく装着できない場合の原因は主に2つあり，①底板の開窓が不十分な場合，この時は，開創部を確認し再拡大で対応する．②ピストンの切れ目が狭いもしくは長脚が太い場合には，ピストンの切れ目を再拡大するか，ワイヤーピストンへの変更で対応する．

4．上部構造の摘出

本術式において，アブミ骨後脚を切断する場面がもっとも繊細さを要求される手技になる．この手技にはアブミ骨剪刃（クルロトミー）の使い方が重要になる．使用にはコツと慣れが必要なため敬遠する術者もいるが，当科では reversed procedure の場合，インプラントとの干渉を避けるためクルロトミーで行う場合が多い．まず，アブミ骨後脚と岬角側および顔面神経側の空間にかわるが

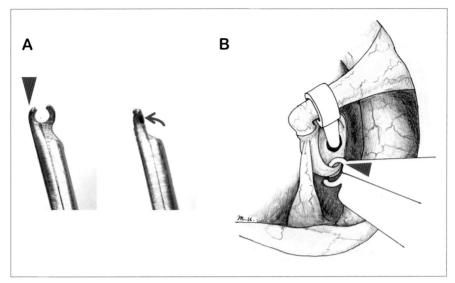

図 5. 剪刃によるアブミ骨後脚切断
A：剪刃（クルロトミー）を開閉し，固定側ブレード（赤矢尻）を確認
B：左耳，脚切断時には固定側プレート（赤矢尻）を後脚に軽くあてている

わるクルロトミーを挿入し，周囲組織との干渉がないことを確認する．TEES では視野が十分であっても作業空間が足りないことがあり，必要な骨削開を追加してより安全に操作できる側から切断を行う．クルロトミーは固定されているほうのブレードを脚に接触させて，静かに切断する（図5）．この時ハンドルを強く握ると，クルロトミーの先端がぶれて底板損傷となることがあるので注意して行う．後脚が切断されたら，IS 関節を切断したのちに，前脚をピックなどで岬角側に骨折させる．最後にアブミ骨筋腱を切断し上部構造を摘出する．アブミ骨筋腱を最後に残せば，万一底板が損傷されても上部構造を落ち着いて引き上げることができる．また，底板の一部が前庭に沈んで摘出が困難な場合は，無理に取り出さずに，開創部周囲をゼルフォームでシールして閉創する．

他にも参考となる方法がある．剪刃を用いずに微細なピックで後脚切断を行う方法では，後脚の基部の薄い部分を後方から前方へ数ヶ所穿刺し，骨折，切断を行う．剪刃を入れる空間が狭小な場合などは有効と思われる．各種レーザーを用いる方法は，脚切断時に振動による衝撃が少なく[7]，底板の開窓も含めて安全性は高いと考えられ推奨されるものの，装置が高額であることが難点である．

時に，後脚によって底板が隠されている場合や後脚が太い場合があるが，顔面神経側からスキータードリルで後脚を削除していくとよい（図6）．底板が開窓できる程度まで削り取れば，reversed procedure を続行できるが，上部構造を摘出してワイヤーピストンを用いた標準手順に変更する選択肢もある．さらに，アブミ骨輪状靱帯の骨化が不十分な場合や，何らかの理由で上部構造摘出時の底板損傷が危惧される状況では，上部構造を温存しキヌタ骨豆状突起を切除する方法（高木法[8]）も一つの選択肢で，臨機応変に対応することが重要である．

5．閉　創

外リンパ漏の予防のため，ゼルフォームの小片を開窓部の周囲に留置し，フィブリングルーで固定する．最後に外耳道皮弁を戻して整え，抗菌薬を含浸させたスポンゼルで外耳道をパッキングして終了する．

さいごに

本稿では，内視鏡手術によるアブミ骨手術を初めて行う場合を想定し，当科での工夫を取り入れながら，基本的でかつ実用的な事項を取り上げ解説した．アブミ骨手術に内視鏡が導入された意義は大きいが，その恩恵にあずかるためには TEES

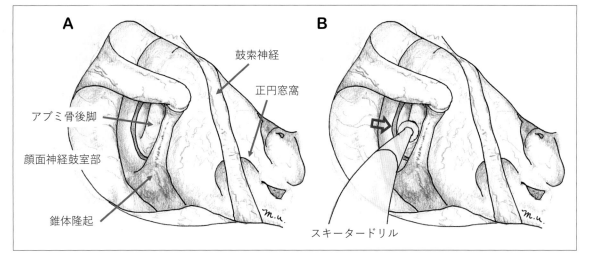

図 6. 後脚によって底板が隠されている場合

A：底板開窓は困難

B：矢印方向からスキータードリルで後脚を切除した後，① 底板開窓して，reversed procedure を
　　続行するか，② 上部構造を摘出し，標準手順に変更する

の基本的手技を習熟することがもっとも重要であ
る．

　また TEES で行う場合でも，外耳道が狭く，底
板の硬化が不十分な症例など難易度が高い例は散
見されるため，実際の初回手術時には可能な限り
安全性の高い器具，デバイス，インプラントなど
の十分な準備と，経験のある術者の立ち合いのも
と，TEES によるアブミ骨手術の安全性，確実性を
体感しながら，症例を重ねていっていただきたい．

文　献

1) Kojima H, Komori M, Chikazawa S, et al：Com-
parison between endoscopic and microscopic
stapes surgery. Laryngoscope, **124**：266-271,
2014.
　Summary　TEES でのアブミ骨手術では MES
と比較しても手術時間や手術成績に違いはみら
れず良好であったと報告されている．

2) Fisch U：Stapedotomy versus stapedectomy.
Otol Neurotology, **30**：1166-1167, 2009.

3) 伊藤　卓，川島慶之，藤川太郎ほか：耳小骨奇
形に対する高精細 4 K 内視鏡システムを用いた
経外耳道的内視鏡下アブミ骨手術. Otol Jpn, **29**
(4)：297-301, 2019.
　Summary　内視鏡は容易に視点を変えること

が可能で，解剖学的な立体位置情報を得やす
く，非定型的なアブミ骨手術での応用が可能で
あったとしている．

4) 堀　龍介：内視鏡下の鼓室形成術とアブミ骨手
術. 日耳鼻会報，**119**：1282-1289, 2016.
　Summary　両手操作のほうが容易に短時間で
手術を行いやすい状況では，顕微鏡をワンポイ
ントで使用することは有用であると述べている．

5) 欠畑誠治：Tympanomeatal Flap の挙上方法.
欠畑誠治(編)：32-34，TEES 手技アトラス. 中
山書店，2018.

6) Uranaka T, Matsumoto Y, Hoshi, et al：Clas-
sification of the chorda tympani：An endo-
scopic study. Otology and Neurotology, **42**：
355-362, 2021.
　Summary　TEES での観察画像から，鼓索神
経の走行を 5 つのタイプに分類した．

7) 熊川孝三：アブミ骨手術—難易度が高い症例に
対する手術—. 頭頸部外科，**22**(2)：127-132,
2012.
　Summary　アブミ骨手術の困難症例を成功さ
せるには有用な専用器具の備えが重要で，その
詳細が述べられている．

8) 高木　明：新しいアブミ骨手術—アブミ骨上部
構造保存アブミ骨手術—. 頭頸部外科，**27**(3)：
301-306, 2017.
　Summary　上部構造を温存しキヌタ骨豆状突
起を切除する新しいアブミ骨手術を報告した．

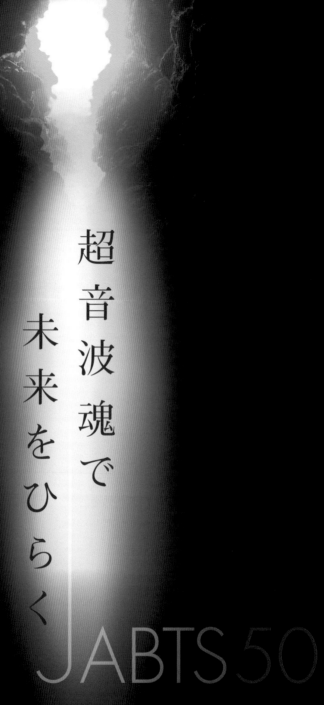

超音波魂で未来をひらく

JABTS 50

The 50th Meeting of Japan Association of Breast and Thyroid Sonology

第50回 日本乳腺甲状腺超音波医学会学術集会

2023年 5月13日㊏ ▷14日㊐

会場 都市センターホテル
〒102-0093 東京都千代田区平河町2丁目4−1

会長 北川　亘（伊藤病院 外科）

大会事務局
伊藤病院
〒150-8308
東京都渋谷区神宮前4丁目3−6

運営事務局
第50回日本乳腺甲状腺超音波医学会学術集会 運営事務局
日本コンベンションサービス株式会社
〒100-0013
東京都千代田区霞が関1-4-2 大同生命霞が関ビル14階
mail：jabts50@convention.co.jp

https://site2.convention.co.jp/50jabts/

MB ENT, 275：81-88, 2022

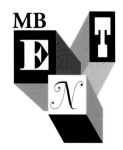

◆特集・経外耳道的内視鏡下耳科手術(TEES)

乳突洞に進展した中耳真珠腫に対する水中下 TEES

西池季隆*

Abstract 真珠腫の主病変は上鼓室に存在している．そのため，経外耳道的内視鏡下耳科手術 (transcanal endoscopic ear surgery；TEES)における外耳道をアクセスルートとする手術は，病変に接近して詳細な観察や手技が可能となる．真珠腫が乳突洞に進展している際には，内視鏡下に骨削開を行う必要がある．我々は水中下に骨削開を行っている(endoscopic hydro-mastoid-ectomy；EHM)．EHM では，視界が出血や骨粉で遮られることはない．頻回に削開と洗浄を交互に繰り返す手間もかからない．熱損傷の危険性もない．通常の耳科ドリル使用は aerosol を発生するため，COVID-19 蔓延下の手術では対策が必要である．しかし，EHM は aerosol が発生しないか極めて少なく，COVID-19 蔓延下であっても安心して手術が行える．

Key words エアロゾル(aerosol)，経外耳道(transcanal)，コロナウイルス感染症(COVID-19)，真珠腫(cholesteatoma)，水中下(underwater)，低侵襲(minimally invasive)，内視鏡レンズ洗浄器(lens cleaning system)，乳突洞(mastoid)

はじめに

中耳真珠腫への内視鏡の使用に関しては，まず顕微鏡下耳科手術(microscopic ear surgery；MES)との併用から報告が始まった．1993 年に複数の論文で，真珠腫の点検手術における内視鏡の有用性[1]，内視鏡の援助による真珠腫遺残の防止が報告された[2]．1997 年になると，Tarabichi[3]が手術のすべてあるいは大半を内視鏡下に行う経外耳道的内視鏡下耳科手術(transcanal endoscopic ear surgery；TEES)を 36 人の中耳真珠腫患者に対して行ったことを報告した．しかし，初期の内視鏡の画像の質は十分なものでなく，TEES は広く普及するにはいたらなかった．その後，2000 年代に入るとフル HD カメラの導入に伴い鮮明な画像が得られるようになり，TEES による真珠腫手術は世界的に普及するようになった．

中耳真珠腫に対する Tarabichi's Concept[3]で

は，真珠腫の主病変は上鼓室に存在している．そのため，TEES における外耳道をアクセスルートとする真珠腫手術では，上鼓室に存在する病変に接近して詳細な観察や手技が可能となり，これが TEES の主な利点である(図 1)．TEES では，耳小骨や天蓋骨に癒着する真珠腫の薄い母膜を近接・拡大し詳細な観察を行いながら，繊細な手技が可能となる(症例 1，図 2-A，B)．

中耳真珠腫の成因や再発には，耳管から上鼓室を経由し乳突洞へ至る鼓室前方換気ルートが重要とされている[4]．その部分の換気を遮っているのは鼓膜張筋ヒダでこれを開放する必要性があるが，TEES ではそれが明視下に観察されるために真珠腫手術に TEES は利点が大きい(図 2-C)[5]．

Tarabichi の理論では，真珠腫病変が上鼓室を越えて乳突洞に進展している際には，内視鏡下に骨削開を行い，真珠腫病変を追跡し摘出する[6,7]．そのために工夫が必要である．

* Nishiike Suetaka, 〒591-8025 大阪府堺市北区長曽根町 1179-3 大阪労災病院耳鼻咽喉科・頭頸部外科，副院長

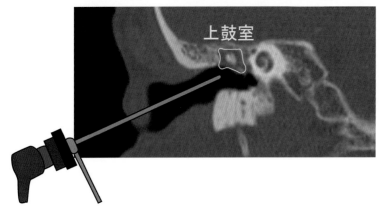

図 1.
外耳道をアクセスルートとした
TEES
病変に接近して詳細な観察や手技が
可能となる

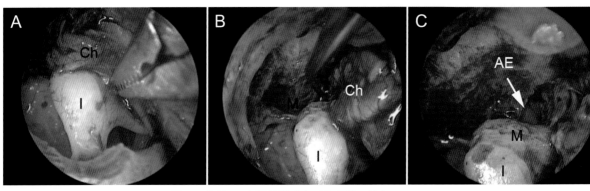

図 2. 症例 1：右弛緩部型中耳真珠腫に対する TEES
病変に近接し，大きく拡大した視野で繊細な手技が行える
A：キヌタ骨に癒着した真珠腫上皮を鉗子で牽引して剝離している
B：ツチ骨前方に侵入した真珠腫を針で剝離している
C：真珠腫を剝離し，鼓室前方換気ルートが確認される
AE：鼓室前方換気ルート，Ch：真珠腫，I：キヌタ骨，M：ツチ骨

真珠腫に対する TEES の適応

　当科では，最近では大半の慢性中耳炎，耳小骨離断・奇形および耳硬化症は TEES で行われている．一方，中耳真珠腫に対しては，7 割が TEES 適応となっているが 3 割は MES の適応となっている．筆者はすべての真珠腫を TEES で対応するのは，現状では困難と考えている．現状では，中耳真珠腫に対する TEES の適応としては，stage Ⅰ，stage Ⅱの乳突洞進展例および stage Ⅲの全癒着例と考える（図 3）．乳突洞内に真珠腫が進展していても，外側半規管後部までの進展であれば，TEES で対応できると考えている．中耳真珠腫がそれを越えて進展している場合，外耳道の広汎な破壊，頭蓋内合併症や錐体部進展例では MES の適応である．

準　備

　内視鏡には細径のスコープが必要である．当科では，外径 2.7 mm，有効長 18 cm の 0°，30° あるいは 70° のスコープを使用している[7]．フル HD カメラ，ハイビジョン・モニターおよび LED 光源の組み合わせが標準となってきている．これらの機器は，細径のスコープ以外は通常の内視鏡下鼻副鼻腔手術の機器である．耳科および鼻科手術を行っており，耳科用鉗子・針およびハサミなどの鋼製小物を所有している施設ならば，細径のスコープを購入すれば TEES を導入できる．

　中耳真珠腫に対応するためには，鼓室洞あるいは乳突洞操作のために，さらに彎曲した剝離子・鉗子・吸引管などが必要となる．片手操作のため，出血を吸引しながら剝離操作のできるサクションエレベーターも有用である．これらの器具はメド

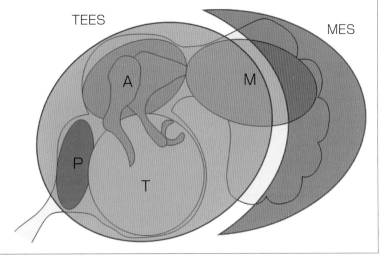

適応

  stageⅠ,
  stageⅡの一部（乳突洞進展例）
  stageⅢの一部（全癒着例）

除外

  乳突蜂巣への広汎進展
  外耳道の広汎な破壊
  頭蓋内合併症
  錐体部進展
  →MES&内視鏡の補助的使用

図 3. 中耳真珠腫に対する TEES の適応
TEES および MES で対応できる範囲をそれぞれ図に示す
A：上鼓室，M：乳突部，P：耳管・前鼓室，T：中・後・下鼓室

トロニック，ストルツ，第一医科，TM matsui および ユフ精器から発売されている．

　真珠腫が上鼓室から乳突洞に進展している際には，外耳道骨の削除が必要になってくる．少々の骨削開であるならばノミ・ツチにて行うことが可能である．一方，真珠腫の進展が大きい際には powered device の使用が望ましい．しかし，顕微鏡耳科手術で使用されるような通常の耳科ドリルは，TEES のような狭い外耳道内で鼓膜外耳道皮膚弁を上げている場合には，ドリルシャフトがこれを巻き込む危険性がある．

　これに対して，Kakehata らは超音波手術装置やシャフトがカバーされたカーブバーを使用した powered TEES の報告を行った[6]．しかし，超音波手術機器を持ち合わせない施設も多い．一方で，耳科用ドリルの Visao（メドトロニック）は広く使われており，このハンドピースにカーブバーを取り付けることによって TEES における骨削開に使うことができる．

　しかし，カーブバーにはイリゲーションチューブが付属しておらず，術野の骨削開部に生理食塩水をかけることができない問題点があった[8]．そのため，術中には，削開による骨粉が飛び散ったり血液が光学子管に付着したりして，内視鏡画面の視野の妨げとなる問題点があった．削開し，骨粉が貯まればいったん削開を中止して生理食塩水を注入して骨粉の洗浄を行い，また削開を再開するというような，頻回に削開と洗浄を繰り返す手間がかかっていた．削開部分に生理食塩水をかけて冷却することができないために，周囲組織の熱損傷の危険性があった．

　これらの諸問題を解決するために，我々は水中下に骨削開を行う方法を開発した（図4）[9]．水中下に行う TEES の利点は Yamauchi ら[10]が初めて報告した．我々は，内視鏡の光学子管に内視鏡レンズクリーニングシステムのシース（エンドスクラブシース，メドトロニック）を取り付け，そのシースを介して術野に持続的に生理食塩水を供給し，外耳道を完全に生理食塩水で満たし，水中下に乳突洞削開術を行っている．我々はこれを内視鏡下水中下乳突削開術（endoscopic hydro-mastoidectomy；EHM）と呼んでいる．この技術を用いるようになってから，乳突削開術の際に内視鏡下の視界が出血や骨粉で遮られることはなくなった．また，頻回に削開と洗浄を交互に繰り返す手間もかからなくなった．また，熱損傷の危険性もなくなった．

　この方法の利点としては，セットアップが容易である[9]．耳科用ドリルと本体のドリルシステムを所有していればあとは洗浄用のシースを買うだ

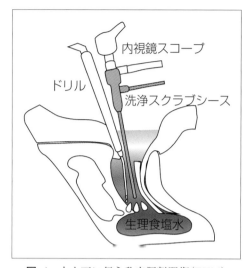

図 4. 水中下に行う乳突洞削開術(EHM)
洗浄スクラブシースを内視鏡スコープに装着し，持続的に生理食塩水を外耳および中に灌流する．水中下に内視鏡スコープとカーブバーは位置する．その状態でドリルを回転する
（文献9より改変して引用）

けでセットアップができる．洗浄システムを使用しているため，術者がフットペダルで水供給のオン・オフの調節ができ，生理食塩水の灌流量の調節が容易である．

最近，イリゲーションチャンネル附属のカーブバーが発売された．利点として，我々が行っている方法と同様に視野がクリアであり，発熱の低減効果もある．しかし，欠点として水流を術者が任意にコントロールできない点がある．すなわち水を流すためには，ドリル回転を行わないといけない．内視鏡下に術野を観察する際に，ドリル回転なしで水流のみほしい場合はときどきある．そのため，この機器の使用には工夫が必要であり，場合によりイリゲーションの設定を内視鏡レンズクリーニングシステムのモードで動かし，別個のフットスイッチで水流をコントロールする方法もある．

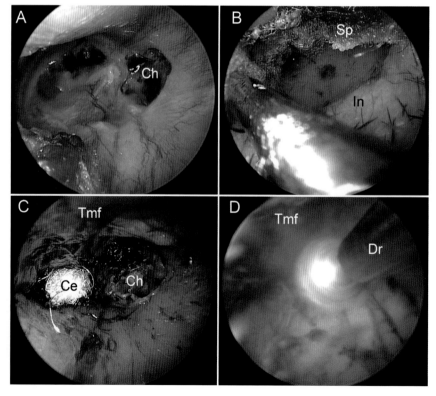

図 5.
症例2：乳突洞に進展した左弛緩部型中耳真珠腫
　A：鼓膜所見
　B：外耳道切開部に脳外科用X線造影材入りスポンジを置いている
　C：止血目的で酸化セルロースを置いている
　D：EHMを行っている
Ch：真珠腫，Sp：脳外科用X線造影材入りスポンジ，In：外耳道皮膚切開部，Tmf：鼓膜外耳道皮膚弁，Ce：酸化セルロース，Dr：ドリル

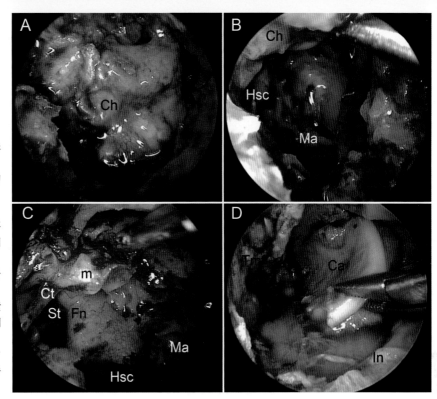

図 6.
症例 2 の続き
 A：乳突洞内に進展した真珠
  腫が観察される
 B：剝離子で真珠腫を連続的
  に剝離している
 C：真珠腫が全摘されている.
  アブミ骨, 顔面神経管水平
  部, 外側半規管および乳突洞
  が観察される
 D：外耳道削除部を耳介軟骨
  で再建している
Ca：軟骨, Ch：真珠腫, Ct：鼓索
神経, Fn：顔面神経, Hsc：外側
半規管, In：外耳道皮膚切開部,
m：ツチ骨, Ma：乳突洞, St：ア
ブミ骨, Tmf：鼓膜外耳道皮膚弁

乳突洞に進展した中耳真珠腫に対する TEES

　乳突洞内に進展した左弛緩部型中耳真珠腫の症例を提示する(症例 2, 図 5, 6). 内視鏡下に鼓膜, 外耳道および真珠腫の観察を行う(図 5-A). 耳内の鼓膜から 1〜1.5 cm ほど外側で右耳では 6 時〜2 時, 左耳では 4 時〜12 時の方向に弧状切開を加えて, 鼓膜外耳道皮膚弁を持ち上げる[11]. 外耳道切開部からの出血が多い際には, 0.1% アドレナリンに浸した脳外科用 X 線造影材入りスポンジ(図 5-B)および酸化セルロース(図 5-C)を切開創に置き, 剝離を続ける[12]. 鼓膜外耳道皮膚弁を挙上し, 真珠腫を鼓室内から確認し, 必要に応じて耳小骨周囲の操作をしたり, 中鼓室内の真珠腫清掃を行ったりする.

　TEES で耳科用ドリルを使用する際には筆者は水中下に行う(図 5-D)[8)9)]. 洗浄シース(エンドスクラブ, メドトロニック)を光学子管に装着し, カーブバー(カーブコースダイヤモンドバー：直径 2.0 または 3.0 mm, メドトロニック)を耳科用ドリル(Visao, メドトロニック)に接続する. 筆者の場合, 左足でドリルのフットスイッチを踏み,

右足で内視鏡レンズ洗浄器のフットスイッチを踏んでいる. 我々の EHM では, 乳突削開中に外耳道から灌流した生理食塩水が流出するため, 助手は吸引管を用いてこれを吸引する.

　鼓膜外耳道皮膚弁は前下方の外耳道に偏位させておくだけで, 通常はドリルに巻き込むことはない. しかし, 水流によって鼓膜外耳道皮膚弁がドリルに巻き付きそうな場合には, 脳外科用 X 線造影材入りスポンジを固定している厚紙を切り出して外耳道内に置き, 鼓膜外耳道皮膚弁を巻き込まないようにする.

　乳突洞内に存在する真珠腫本体の末端を確認したならば(図 6-A), 針や酸化セルロースを使用して明視下に連続した剝離を行う(図 6-B). 真珠腫を鼓膜, 外耳道あるいは鼓室まで追跡し, 最後に摘出する(図 6-C). 真珠腫の連続した剝離が困難で遺残の可能性がある際には段階手術を考慮する. これらの考えは MES と変わらない.

　耳後部に 1.5〜2 cm ほどの切開を置き, 結合組織と耳介軟骨を採取し, 鼓膜や外耳道あるいは耳小骨連鎖再建に使用する(図 6-D). 施設によれば, 耳珠軟骨と軟骨膜をそれらに使用している.

手術終了時には，耳内に止血用ゼラチンスポンジや医療用スポンジのパッキングが必要である．術後1週間前後に抜去する．術後の傷の治りは早期に得られることが多い．

術後のフォローアップはMESの場合と同様に，耳内観察と画像診断を組み合わせて行う．いかなる手術法をとっても，中耳真珠腫は術後長期にわたり経過観察するのが望ましい．

TEESによる外耳道削開面積の測定

我々は，外耳道削開終了後に削開部に型紙をあて，それをもとに削開部の外耳道再建に用いる軟骨の形成を行っている．我々の施設で手術を行った乳突洞に進展した中耳真珠腫初回手術症例において，その型紙を収集しスキャナーにて取り込み面積を測定した[7]．その面積を外耳道削開面積として検討すると，削開面積の最小値は $14.7\ mm^2$，最大値は $68.4\ mm^2$，中央値は $37.3\ mm^2$ であった．これは極めて小さい削開にて乳突洞に進展した真珠腫を摘出できることを示しており，TEESはMESに比較して低侵襲な手術であることを証明している．また，乳突蜂巣内の粘膜温存の意味でも理にかなった手術といえる．

乳突削開時間の検討

EHMはスコープに付着する汚れを取る必要がないため，時間短縮につながると考えられる．我々は，EHMの乳突削開時間（EHM群）をTEESであるが水中下で行わないドリル使用の乳突削開時間（通常法）と比較検討した[13]．対象症例は，TEESを施行した初発例の弛緩部型真珠腫である．乳突削開時間の検討では，EHM（ 11.2 ± 1.4 min）は通常法（ 20.8 ± 2.5 min）に比較して有意に時間は短かった（ $P<0.01$ ）．EHMは乳突削開時間を短縮することが明らかとなった．

COVID-19蔓延下における水中下TEESの安全性

通常の耳科手術の際の耳科ドリル使用はaerosolを発生するため，COVID-19蔓延下の手術では aerosol 感染予防対策が必要とされている．MESにおいてOtoTentは aerosol 感染を防ぐ有効な方法として活用されている[14]．我々は，内視鏡下水中下の耳科ドリルは aerosol を発生するか検討を行った．

今までの耳科ドリル使用におけるCOVID-19感染研究では，主に飛沫感染が検討されてきた．耳科ドリル使用中の測定範囲において飛沫する蛍光物質の蛍光量や粒子数を測定していた[14)15]．しかし，他科の研究では空中に漂う aerosol を測定する試みも発表されている[16)17]．そこでは，空気中に浮遊する微細な塵埃を，パーティクルカウンターで測定している．そこで，我々は耳科手術のドリル使用中に aerosol を塵埃測定に用いられるパーティクルカウンターで測定した．

当科において耳科手術を受けた症例のうち，病変除去のためにドリルを使用し術中に塵埃測定できた症例を対象とした．それらの症例を，TEES時にドリルを使用したTEES群と，MES時にドリルを使用したMES群に群分けした．両群で，ドリル使用前，ドリル使用中，ドリル使用後の3回塵埃数を測定した．

結果として，TEES群とMES群の比較では，ドリル使用中の塵埃数は，MESはTEESより有意に多かった[18]．MES群において，ドリル使用前，ドリル使用中，ドリル使用後の3群間の有意差に関してみてみると，塵埃数は，ドリル使用中はドリル使用前より有意に増加していた．TEES群においては，ドリル使用前，使用中，使用後の3群において塵埃数は有意な変化はなかった．

ここで測定した塵埃数は aerosol を反映していると考えられる．やはり，MES下でドリル使用では aerosol が増加することが確認された．COVID-19感染の危険性から，MES下のドリル使用時には，術前PCR検査，OtoTentのようなドレープ，N95マスクなどの対策を組み合わせる必要があると考えられる．

一方で，TEES下で水中下のドリル使用では aerosol が発生しないか極めて少ないことが定量

的に証明された．TEES で水中下に行うドリル削開は COVID-19 感染の危険性は極めて少ない．そのため，現状では当科は TEES 対象症例に対しては院内感染制御部からの推奨により術前 PCR 検査は行うが，OtoTent あるいは N95 マスクは使用していない．

まとめ

TEES では真珠腫病変に接近して詳細な観察や手技が可能となる．真珠腫が乳突洞に進展している際には内視鏡下に骨削開を行う必要があるが，水中下に骨削開を行えば視界が出血や骨粉で遮られることはない．水中下のドリル使用では aerosol が発生しないため，COVID-19 蔓延下であっても安心して手術が行える．しかし，いかなる手術法をとっても，真珠腫は術後長期にわたり経過観察するのが望ましい．

参考文献

1) McKennan KX：Endoscopic 'second look' mastoidoscopy to rule out residual epitympanic/mastoid cholesteatoma. Laryngoscope, **103**：810-814, 1993.
2) Thomassin JM, Korchia D, Doris JM：Endoscopic-guided otosurgery in the prevention of residual cholesteatomas. Laryngoscope, **103**：939-943, 1993.
3) Tarabichi M：Endoscopic management of acquired cholesteatoma. Am J Otol, **18**：544-549, 1997.
   Summary 後天性真珠腫 36 例に対して TEES を行った．すべての症例で合併症は生じなかった．
4) Marchioni D, Mattioli F, Alicandri-Ciufelli M, et al：Endoscopic approach to tensor fold in patients with attic cholesteatoma. Acta Otolaryngol, **129**：946-954, 2009.
   Summary TEES では鼓膜張筋ヒダが明瞭に観察されることを報告した．上鼓室換気ルートの確保も容易となり，真珠腫の再発予防となる．
5) Mizutari K, Takihata S, Kimura E, et al：Patency of Anterior Epitympanic Space and Surgical Outcomes After Endoscopic Ear Sur-

gery for the Attic Cholesteatoma. Otol Neurotol, **42**：266-273, 2021.
6) Kakehata S, Watanabe T, Ito T, et al：Extension of indications for transcanal endoscopic ear surgery using an ultrasonic bone curette for cholesteatomas. Otol Neurotol, **35**：101-107, 2014.
7) Imai T, Nishiike S, Oshima K, et al：The resected area of the posterior wall of the external auditory canal during transcanal endoscopic ear surgery for cholesteatoma. Auris Nasus Larynx, **44**：141-146, 2017.
8) 西池季隆：経外耳道的内視鏡下耳科手術における乳突削開術の工夫. Otol Jpn, **28**：61-64, 2018.
9) Nishiike S, Oshima K, Imai T, et al：A novel endoscopic hydro-mastoidectomy technique for transcanal endoscopic ear surgery. J Laryngol Otol, **133**：248-250, 2019.
   Summary TEES において完全水中下にドリルを使用することによって，骨粉や血液は流し出され，明瞭な視野で手術が行えることを報告した．
10) Yamauchi D, Yamazaki M, Ohta J, et al：Closure technique for labyrinthine fistula by "underwater" endoscopic ear surgery. Laryngoscope, **124**：2616-2618, 2014.
11) 西池季隆：鏡視下手術の新領域 経外耳道的内視鏡による中耳真珠腫の治療. 日耳鼻会報, **124**：1649-1650, 2021.
12) 西池季隆, 上塚 学, 道場隆博ほか：経外耳道的内視鏡下耳科手術の tips & pitfalls. 頭頸部外科, **29**：111-114, 2019.
13) 西池季隆, 上塚 学, 道場隆博ほか：中耳真珠腫に対する経外耳道的内視鏡下耳科手術における乳突削開時間の検討. 第29回日本耳科学会総会・学術講演会抄録集：318, 2019.
14) Chen JX, Workman AD, Chari DA, et al：Demonstration and Mitigation of Aerosol and Particle Dispersion During Mastoidectomy Relevant to the COVID-19 Era. Otol Neurotol, **41**：1230-1239, 2020.
15) Anschuetz L, Yacoub A, Buetzer T, et al：Quantification and Comparison of Droplet Formation During Endoscopic and Microscopic Ear Surgery：A Cadaveric Model. Otolaryngol Head Neck Surg, **164**：1208-1213, 2021.
16) Patir R, Sreenivasan SA, Vaishya S：Negative

Pressure Assisted Microenvironment Surgical Hood：A Novel Cost-Effective Device to Minimize Aerosol Contamination During Neurosurgical Procedures in Times of COVID-19. World Neurosurg, **150**：153-160, 2021.

17）Simpson JP, Wong DN, Verco L, et al：Measurement of airborne particle exposure during simulated tracheal intubation using various proposed aerosol containment devices during the COVID-19 pandemic. Anaesthesia, **75**：1587-1595, 2020.

18）西池季隆，上塚　学，道場隆博ほか：耳科手術におけるドリル使用中の塵埃測定．第31回日本耳科学会総会・学術講演会抄録集：150, 2021.

MB ENT, 275：89-99, 2022

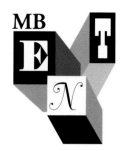

◆特集・経外耳道的内視鏡下耳科手術（TEES）

乳突部進展中耳真珠腫に対する TEES と Exoscope を併用した Dual approach

伊藤　吏*

Abstract　近年，顕微鏡の代替として注目されている外視鏡 Exoscope は 4K3D カメラで捉えた画像を大型の 3D モニターに映出する手術支援機器である．外視鏡による exoscopic ear surgery（ExES）では，術者や助手が 3D メガネをかけてモニターを見ながらヘッズアップサージェリーを行い，同じヘッズアップサージェリーである内視鏡手術とも容易に連携できる．Exoscope は顕微鏡に比較して人間工学的な優位性が高く，さらに 3D 映像をスタッフ全員で共有できるため教育的な利点も大きい．

　乳突蜂巣進展の真珠腫症例では，死角が少なく強拡大視が可能な TEES による鼓室操作と ExES による外耳道後壁保存型乳突削開術を組み合わせた Dual approach の適応となる．Dual は，2 つの光学機器と，外耳道と乳突腔の 2 つのルートを示す double meaning であるが，TEES と ExES による Dual approach は，顕微鏡単独手術に比較して人間工学的利点や教育的優位性があるのみならず，後鼓室や耳管上陥凹など顕微鏡の死角となりやすい部位も内視鏡による直視下操作を可能とする優れた術式である．

Key words　外視鏡（exoscope），経外耳道的内視鏡下耳科手術（transcanal endoscopic ear surgery：TEES），ヘッズアップサージェリー（heads-up surgery），中耳真珠腫（middle ear cholesteatoma），鼓室形成術（tympanoplasty），外耳道後壁保存型乳突削開術（canal wall up mastoidectomy）

はじめに

　中耳真珠腫の手術治療は，病態や進展範囲に応じて内視鏡下，顕微鏡下，そして両者の併用で行われているが，近年，顕微鏡の代替としての外視鏡 Exoscope が注目されている．Exoscope を使用した手術は，元来，脳外科領域を中心にその有効性が報告されているが[1)~3)]，耳科手術に応用された exoscopic ear surgery（ExES）はアームに搭載された 2 台のカメラで捉えた術野を大型モニターへ映し出した 3D 画像を見ながら手術操作を行うヘッズアップサージェリーである．当科でも 2019 年より OLYMPUS 社の 4K3D Exoscope である ORBEYE[4)5)]を導入し，ExES を行っている．ExES は同様にヘッズアップサージェリーである内視鏡下耳科手術との相性も良く[6)]，中耳真珠腫乳突蜂巣進展例に対しては，死角の少ない広角な視野を活かした TEES による鼓室操作と，ExES による外耳道後壁保存型乳突削開術（canal wall up mastoidectomy：CWU）を組み合わせた Dual approach を行っている．Dual approach[7)~9)]の Dual は，2 つの光学機器を用いて，経外耳道と経乳突腔の 2 つのルートを介して手術操作を行うという double meaning であり，これまでは内視鏡と顕微鏡の 2 つの光学機器を意味していたが，現在は内視鏡と Exoscope の 2 つにアップデートしている．本稿では ExES の特徴および ExES と TEES 併用の Dual approach について，手術症例を提示しながら概説する．

* Ito Tsukasa, 〒990-9585 山形県山形市飯田西 2-2-2　山形大学医学部耳鼻咽喉・頭頸部外科学講座，准教授

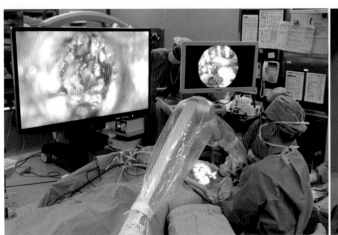

a．ヘッズアップサージェリー

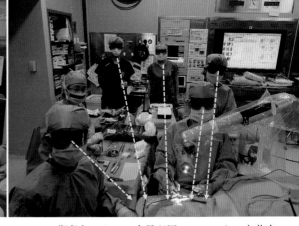

b．術者とスタッフ全員が同一のモニターを共有

図 1．ExES の実際

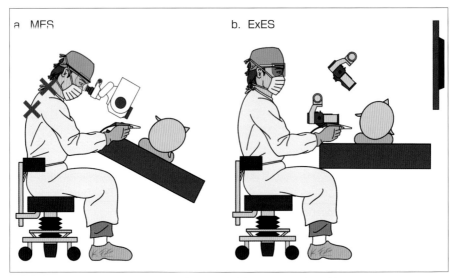

図 2．MES（a）と ExES（b）の人間工学的比較

Exoscope の特徴

4K3D Exoscope である ORBEYE はコンパクトな本体から伸びたアームの先端に，4K CMOS センサー2台と LED 光源を備えたカメラ本体が搭載されており，このカメラでとらえた術野画像を55インチの3D大型モニターに映し出している．術者や助手は3Dメガネをかけて55インチモニターもしくは31インチサブモニターを見ながらヘッズアップサージェリーを行う（図1-a）．同一モニターに内視鏡映像も映し出すことが可能であり，同じくヘッズアップサージェリーである内視鏡下耳科手術との連携もシームレスで，TEES と

ExES を併用する Dual approach においても Exoscope の有用性は高い．常に接眼レンズを覗き込みながら手術を行う顕微鏡下耳科手術（microscopic ear surgery：MES）（図2-a）と比較して，Exoscope によるヘッズアップサージェリーは術者の頸部や肩への負担が少なく人間工学的優位性があるだけでなく，カメラ位置の自由度が高いため頸部回旋制限のある症例でも最小限のベッドローテーションで適切な角度の術野を確保でき（図2-b），患者の体に対する負荷も軽減できる．また，術者とスタッフが同一の3Dモニターで術野画像を共有できるため教育的なメリットも大きく（図1-b），耳科手術研修中の若手医師にはモニ

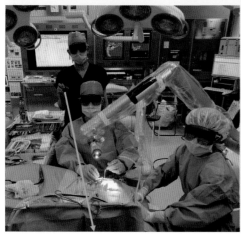
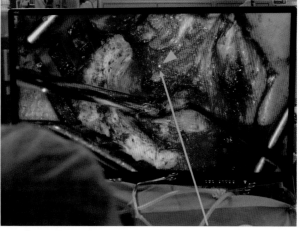

図 3．レーザーポインターを用いた手術指導

図 4.
術前画像診断 CMFI による真珠腫進展度評価
に応じた術式選択
　a：上鼓室までの進展：non-Powered
　　TEES の適応
　b：乳突洞までの進展：Powered TEES の
　　適応
　c：乳突蜂巣まで進展：Dual approach の適
　　応
　d：上鼓室から乳突蜂巣の病変：Endos-
　　copy-assisted ExES（Modified dual
　　approach）の適応

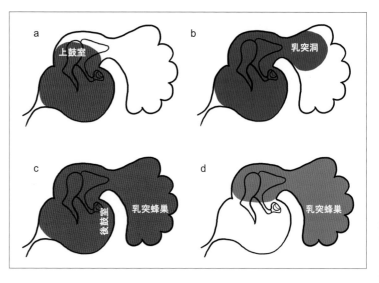

ター上の術野をレーザーポインターで指し示しな
がら指導することも可能である（図3）．以上のよ
うな Exoscope の利点を生かして，当科では乳突
削開術や人工内耳植込術，外耳癌に対する外側側
頭骨切除，頭蓋底手術にも ExES によるアプロー
チを応用している．

中耳真珠腫に対する Dual approach の適応

　当科では，中耳真珠腫症例に対して CT と MRI
を組み合わせた術前画像検査を行い[10]，その結果
から推測される真珠腫進展範囲に応じて，TEES
や Dual approach[7)8)] などの術式選択を行ってきた
（図4）．中耳 CT で乳突部に軟部組織陰影が描出
された場合，それが真珠腫病変，炎症組織，貯留
液のいずれなのかを区別できないため，MRI の

non-EPI DWI の信号強度をカラー化し，内耳構
造を描出できる MR cisternography と重ね合わ
せた Color Mapped Fusion Image（CMFI）[11)〜13)] を
作成し，中耳病変の質的診断に加えて真珠腫の解
剖学的進展範囲を評価している．

　術前画像診断で真珠腫進展範囲が中鼓室から上
鼓室までと推測された場合には鋭匙やノミで経外
耳道的上鼓室開放（transcanal atticotomy：TCA）
を行い上鼓室までの操作を行う non-Powered
TEES を計画し（図4-a），真珠腫が乳突洞までの
後方進展と評価されれば超音波手術器やカーブ
バーで上鼓室乳突洞開放（transcanal atticoantrot-
omy：TCAA）を行う Powered TEES で対応す
る[8)14)〜17)]（図4-b）．乳突蜂巣までの真珠腫進展が
推測された進行例は，死角が少なく強拡大視が可

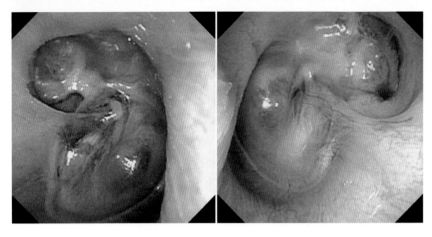

a | b

図 5.
両側弛緩部型真珠腫症例の
鼓膜所見
　a：右耳
　b：左耳

能な TEES による鼓室操作と，耳後切開による
CWU を組み合わせた Dual approach の適応とな
り（図 4-c），特に鼓室洞を含む後鼓室や耳管上陥
凹などの顕微鏡で死角となりやすい部位に進展し
た真珠腫には内視鏡による明視下操作が有用とな
る[18)〜23)]．以前は TEES と顕微鏡下 CWU による
Dual approach を行っていたが，現在は TEES と
ExES による Dual approach に移行している．

Dual approach の症例提示

　症例は 42 歳，男性．鼻すすり癖のある両側弛緩
部型真珠腫の症例で，上鼓室の骨破壊が大きく上
皮の陥凹が posterior pouch に進展し病変が進行
している右耳（図 5）から手術を計画した．術前画
像診断では CT で上鼓室から乳突洞，乳突蜂巣末
梢まで軟部組織陰影を認め，同部位を MRI
（CMFI）を用いて質的評価を行うと，乳突洞病変
は DWI 高信号（図 6-a），T1WI 低信号を示しケラ
チン debris の存在が示唆されたが，乳突蜂巣病変
は T1WI 高信号でコレステリン肉芽と考えられた
（図 6-b）．本症例の病変は後鼓室から上鼓室，乳
突洞，乳突蜂巣まで広範囲（日本耳科学会中耳真
珠腫進展度分類 2015 改訂案 stage Ⅱ TAM）[24)25)]
であり，広角で強拡大の視野を生かした TEES に
よる鼓室操作と ExES による CWU を組み合わせ
た Dual approach を選択した．

　最初に TEES で 6 時〜3 時の tympanomeatal
flap を挙上し，7 時〜8 時で線維性鼓膜輪下に全層
で鼓膜を挙上し鼓室に入った（図 7-a）．さらに，
後ツチ骨靱帯を剥離挙上し，鼓索神経の走行を確

認しながら posterior spine を鋭匙で落として（図
7-b）posterior pouch に垂れ下がった真珠腫母膜
を頭側に剥離挙上し後鼓室を確認すると，アブミ
骨周囲から後鼓室は易出血性肉芽で充満してい
た．上鼓室陥凹部で，正常鼓膜と真珠腫母膜の境
界を anterior spine に向かって鋭的に切離しなが
ら分離し，キヌタ・ツチ（I-M）関節の外側からも
明視下に母膜を剥離した（図 7-c）．キヌタ・アブ
ミ（I-S）関節を切離し（図 7-d），I-M 関節を離断し
てキヌタ骨長脚を鼓索神経の外側へ翻転．さら
に，上鼓室前方の母膜を明視下に剥離（図 7-e）し
ながらツチ骨頭を同定してニッパーで切離した．

　TEES の操作で中鼓室，後鼓室の真珠腫病変を
顔面神経水平部より頭側まで剥離したところで，
耳後部切開による ExES に移行した．Exoscope を
用いて CWU を開始．蜂巣の発育は不良で，sino-
dural angle 方向にはコレステリン肉芽が充満し
ており（図 7-f），周囲の骨をダイヤモンドバーで
削開しながら明視下に摘出した．また，乳突蜂巣
の末梢にも黄色の炎症性肉芽を認めた．ダイヤモ
ンドバーで上鼓室開放を前方へ進めた（図 7-g）．
天蓋の低い症例では上鼓室前方から耳管上陥凹に
かけての部位は顕微鏡や Exoscope では死角とな
りやすいため，内視鏡下の経乳突腔操作にスイッ
チして上鼓室前壁から内側壁に癒着した母膜の剥
離操作を明視下に行い（図 7-h），先に TEES で剥
離挙上しておいた境界部へつなげて完全剥離とし
た．

　TEES に戻り，キヌタ骨とツチ骨頭を摘出し，
肉芽に覆われた真珠腫母膜をサジ状突起から明視

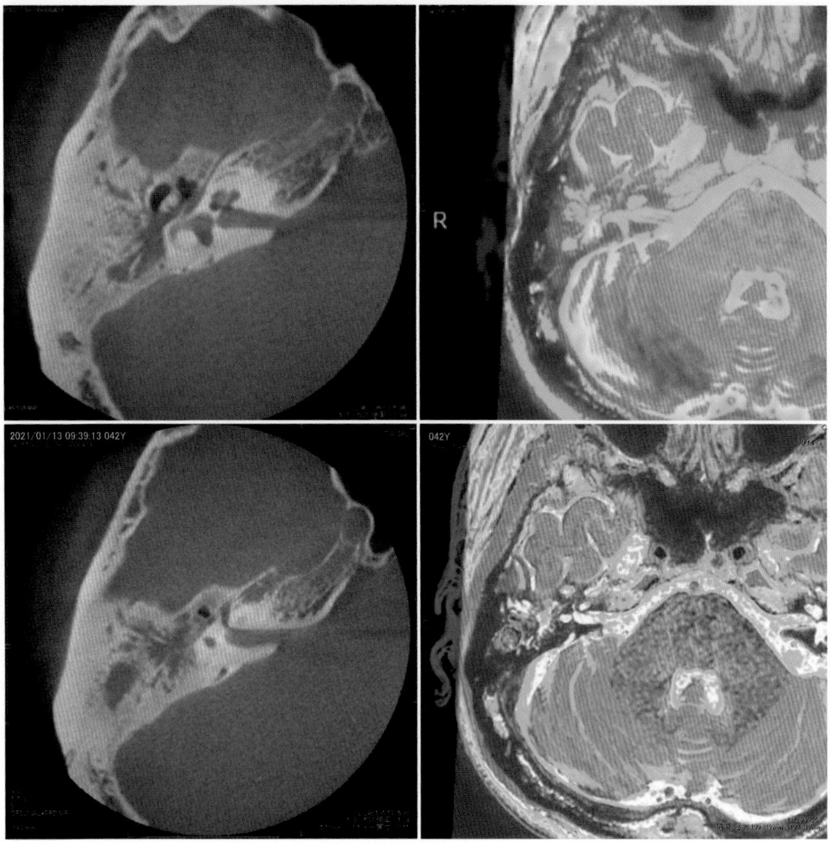

図 6.
右耳の術前画像検査
　a：CT 画像（左）の軟部組織陰影
　　のうち，乳突洞部は MRI
　　（CMFI-DWI）（右）で高信号を
　　呈し，真珠腫病変を示唆する
　b：CT 画像（左）の軟部組織陰影
　　のうち，乳突蜂巣末梢は MRI
　　（CMFI-T1WI）（左）で高信号
　　を呈しコレステリンを示唆す
　　る

下に剥離して，真珠腫を摘出した．

　ExES による経乳突腔操作で後鼓室開放（図7-i）を追加して換気ルートを作製し，顔面神経窩の肉芽を清掃した．

　TEES で耳管鼓室口や前方換気ルートを確認．鼓膜張筋ヒダは不完全型で小さく開存していたが（図7-j），さらに開大させて十分な大きさの前方換気ルートを作製し，さらに同部位を内視鏡を用いて経乳突腔からも確認した（図7-k）．TEES で鼓膜前下象限に鼓膜換気チューブを挿入し，皮下結合織を用いた underlay 法で鼓膜欠損部を再建し（図7-l），外耳道軟骨から作製した二段軟骨コルメラをアブミ骨頭と再建鼓膜の間にフィブリン糊で留置し伝音再建Ⅲcとした（図7-m）．さらに，耳甲介腔軟骨から骨欠損部よりもひとまわり大きな櫛形で厚さ 500 μm の軟骨膜付き薄切軟骨板を作製し，骨欠損部に当たる部分は軟骨を斜にそぎ落として（図8-a），軟骨板が欠損部にフィットするように接着させて scutum plasty を施行した（図8-b）．tympanomeatal flap を戻してベスキチ

ン W，タリビット含浸ゼラチンスポンジ，メロセルで耳内をパッキングした．

　ExES で後鼓室開放部からコルメラの位置を再度確認し，乳突腔にステロイドクリームを塗布し，上鼓室および乳突腔にそれぞれ 10 Fr のドレーンを 1 本ずつ留置して閉創し，手術を終了とした．

Endoscopy-assisted ExES （Modified dual approach）

　前述のように後鼓室から乳突蜂巣まで進展する真珠腫には TEES と ExES によるヘッズアップサージェリーとしての Dual approach が有効であるが，後鼓室には病変がなく上鼓室から乳突蜂巣に真珠腫があるような症例では（図4-d），従来の耳後切開による CWU を ExES で行い，天蓋が低い症例に対して上鼓室前方や耳管上陥凹など Exoscope の死角となりやすい部位を内視鏡下で補助的操作を行う Endoscopy-assisted ExES を行っている．特に，再形成再発では鼓室峡部がブ

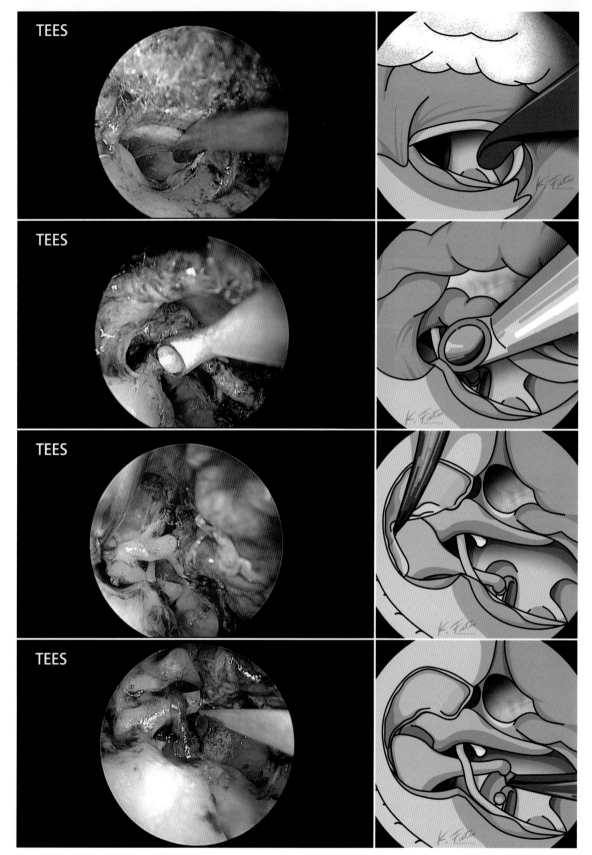

図 7. TEES と ExES による Dual approach の手術操作

a
b
c
d

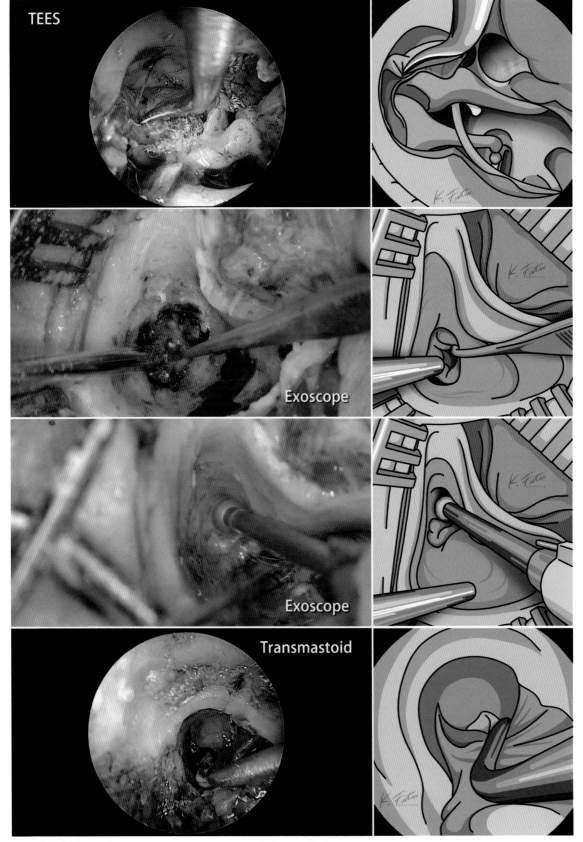

図 7. つづき

e
f
g
h

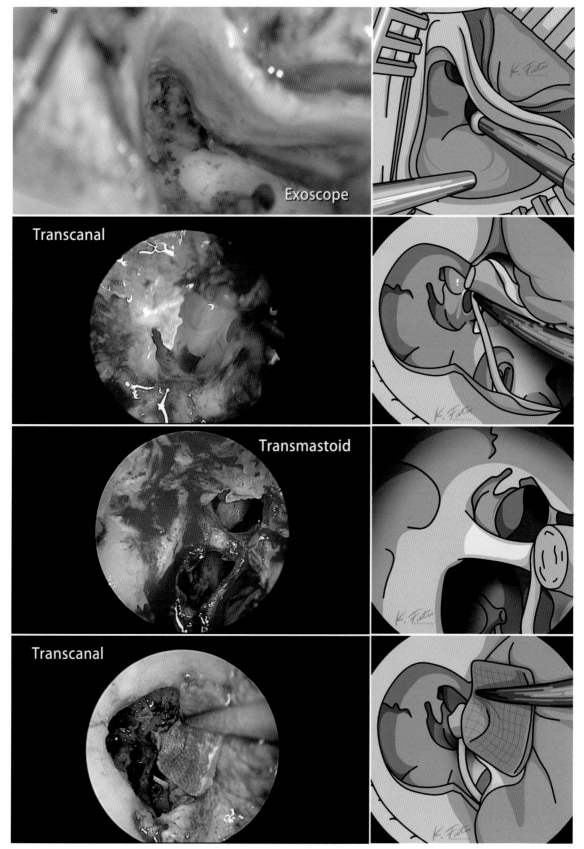

図 7. つづき

i
j
k
l

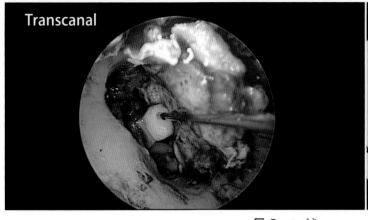
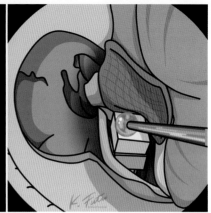

m

図 7. つづき

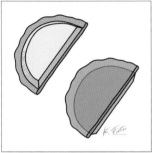

$\frac{a}{b}$

図 8.
Dual approach における scutum plasty

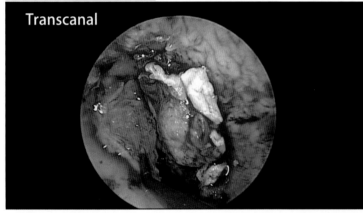
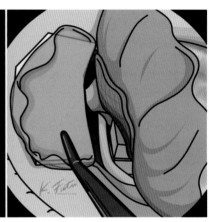

ロックされてこのような病変パターンを取ることがあり，Endoscopy-assisted ExES が有効である．この Endoscopy-assisted ExES は Dual approach と同様にヘッズアップサージェリーであり，人間工学的優位性や教育的利点があるだけでなく，Dual approach に比較して外耳道皮膚の弧状切開が不要であり，耳後切開部から両手操作で tympanomeatal flap を挙上し鼓室に入ることで，外耳道皮膚を温存できるという利点がある．真珠腫摘出や伝音再建は 2 つの光学機器の特性を生かしながら経外耳道と経乳突腔の 2 ルートを介

して操作を行うため，"Modified dual approach"と呼ぶこともできる．

おわりに

耳科手術で用いられる内視鏡や Exoscope はさらに技術革新が進み，3D 画像の超精細化，修飾画像による病変識別精度の向上，また CT，MRI の3D 情報を利用した拡張現実 Augmented Realityの応用など，今後は人間の眼を大きく超えた視覚情報を提供してくれるものと期待している．

本稿で解説した内容は，第 123 回日本耳鼻咽喉

科頭頸部外科学会総会・学術講演会，臨床講演『耳科手術のパラダイムシフト―内視鏡下手術と外視鏡下手術―』のモノグラフにも詳細に解説しているので，参照いただきたい．

文 献

1) Hafez A, Elsharkawy A, Schwartz C, et al：Comparison of Conventional Microscopic and Exoscopic Experimental Bypass Anastomosis：A Technical Analysis. World Neurosurg, **135**：e293-e299, 2020.

2) Langer DJ, White TG, Schulder M, et al：Advances in Intraoperative Optics：A Brief Review of Current Exoscope Platforms. Oper Neurosurg(Hagerstown), **19**：84-93, 2020.

3) Ricciardi L, Chaichana KL, Cardia A, et al：The exoscope in neurosurgery：an innovative "point of view". A systematic review of the technical, surgical and educational aspects. World Neurosurg **124**：136-144, 2019.
   Summary Exoscope に関するシステマティックレビューの論文で，映像画質，人間工学，機器の操作性のすべての観点で，Exoscope は Excellent or Good という評価であったと報告している．

4) Patel VA, Goyal N：Using a 4K-3D Exoscope for Upper Airway Stimulation Surgery：Proof-of-Concept. Ann Otol Rhinol Laryngol, **129**：695-698, 2020.

5) Vetrano IG, Acerbi F, Falco J, et al：High-Definition 4K 3D Exoscope(ORBEYE™)in Peripheral Nerve Sheath Tumor Surgery：A Preliminary, Explorative, Pilot Study. Oper Neurosurg(Hagerstown), **19**：480-488, 2020.

6) Ridge SE, Shetty KR, Lee DJ：Heads-up Surgery：Endoscopes and Exoscopes for Otology and Neurotology in the Era of the COVID-19 Pandemic. Otolaryngol Clin North Am, **54**：11-23, 2021.

7) 伊藤 吏：第4章 内視鏡下耳科手術の実際（真珠腫性中耳炎［Dual Approach］）. 欠畑誠治（編）：97-108, TEES（経外耳道的内視鏡下耳科手術）手術手技アトラス. 中山書店, 2018.

8) Kakehata S, Ito T：The TEES Lineup：Non-powered TEES, Powered TEES, and the Dual MES/TEES Approach. ed by Kakehata S, Ito T and Yamauchi D：5-17, Innovations in Endoscopic Ear Surgery. Springer Singapore, 2020.

9) 伊藤 吏：内視鏡下耳科手術―上鼓室・乳突部の真珠腫病変に対する内視鏡下耳科手術の適応と手術手技―. 日耳鼻会報, **125**：264-270, 2022.

10) 伊藤 吏：第2章 TEESのための診断法（TEESのための画像診断）. 欠畑誠治（編）：23-26. TEES（経外耳道的内視鏡下耳科手術）手術手技アトラス. 中山書店, 2018.

11) Kanoto M, Sugai Y, Hosoya T, et al：Detectability and anatomical correlation of middle ear cholesteatoma using fused thin slice non-echo planar imaging diffusion-weighted image and magnetic resonance cisternography(FTS-nEPID). Magn Reson Imaging, **33**：1253-1257, 2015.

12) Watanabe T, Ito T, Furukawa T, et al：The Efficacy of Color-Mapped Diffusion-Weighted Images Combined With CT in the Diagnosis and Treatment of Cholesteatoma Using Transcanal Endoscopic Ear Surgery. Otol Neurotol, **36**：1663-1668, 2015.

13) Watanabe T, Ito T, Furukawa T, et al：The Efficacy of Color Mapped Fusion Images in the Diagnosis and Treatment of Cholesteatoma Using Transcanal Endoscopic Ear Surgery. Otol Neurotol, **36**：763-768, 2015.

14) Ito T, Mochizuki H, Watanabe T, et al：Safety of ultrasonic bone curette in ear surgery by measuring skull bone vibrations. Otol Neurotol, **35**：e135-e139, 2014.

15) Kakehata S, Watanabe T, Ito T, et al：Extension of indications for transcanal endoscopic ear surgery using an ultrasonic bone curette for cholesteatomas. Otol Neurotol, **35**：101-107, 2014.

16) Ito T, Kubota T, Watanabe T, et al：Transcanal endoscopic ear surgery for pediatric population with a narrow external auditory canal. Int J Pediatr Otorhinolaryngol, **79**：2265-2269, 2015.

17) Ito T, Kakehata S：Setup and Safety of Powered TEES. ed by Kakehata S, Ito T and Yamauchi D：19-31. Innovations in Endoscopic Ear Surgery. Springer Singapore, 2020.

18) Thomassin JM, Korchia D, Doris JM：Endo-

scopic-guided otosurgery in the prevention of residual cholesteatomas. Laryngoscope, **103**：939-943, 1993.

Summary 中耳真珠腫に対する顕微鏡下耳科手術において，顕微鏡の死角部位に対する内視鏡補助操作の有用性について，初めて報告した．

19）Tarabichi M：Endoscopic management of acquired cholesteatoma. Am J Otol, **18**：544-549, 1997.

20）Badr-el-Dine M：Value of ear endoscopy in cholesteatoma surgery. Otol Neurotol, **23**：631-635, 2002.

Summary 顕微鏡を用いた外耳道後壁保存型鼓室形成術や外耳道後壁削除型鼓室形成術では，鼓室洞や顔面神経窩など後鼓室や，scutumの裏面に真珠腫遺残が多く認められた．

21）El-Meselaty K, Badr-El-Dine M, Mandour M, et al：Endoscope affects decision making in cholesteatoma surgery. Otolaryngol Head Neck Surg, **129**：490-496, 2003.

22）Presutti L, Marchioni D, Mattioli F, et al：Endoscopic Management of Acquired Cholesteatoma：Our Experience. J Otolaryngol Head Neck Surg, **37**：481-487, 2008.

23）Marchioni D, Mattioli F, Alicandri-Ciufelli M, et al：Transcanal endoscopic approach to the sinus tympani：a clinical report. Otol Neurotol, **30**：758-765, 2009.

24）Tono T, Sakagami M, Kojima H, et al：Staging and classification criteria for middle ear cholesteatoma proposed by the Japan Otological Society. Auris Nasus Larynx, **44**：135-140, 2017.

25）東野哲也，橋本　省，阪上雅史ほか：中耳真珠腫進展度分類 2015 改訂案．Otol Jpn, **25**：845-850, 2015.

めまい相談医，めまい患者を取り扱う医師の座右の書

◆石川和夫（秋田大学名誉教授）

久しぶりに，「めまいの診断と治療」に関する良書が上梓された．
めまいの原因は多岐にわたるが，平衡機能の維持に関わる重要なセンサーが内耳に存在する故に，末梢前庭糸の様々な機能異常により引き起こされるものが多い．めまいは，その辛さを他人に理解して頂くことが困難な病態である．従って，なるべく早期に適正な診断を下し，疾患特異的ですらある治療を施してなるべく早期にめまいから開放されるように対応しなければならない．

そのためには，適正な検査を施行し，その結果を正しく判断して患者特有のめまいの病態を把握して治療に結びつけなければならない．

こうした観点からみるとき，今回出版された武田憲昭教授専門編集による『めまい診療ハンドブック』は，実際的でよく纏め上げられている．めまい患者を取り扱う上で重要な事柄が，中枢性疾患との鑑別も含めて，めまい疾患全般にわたり，最近の新しい疾患概念（持続性知覚性姿勢誘発めまい〈PPPD〉，前庭性発作症，前庭性片頭痛など）も加えつつ解説されており，各種検査法においても，vHIT や前庭誘発筋電位（VEMP）も取り入れ，理解を助けるための図表も適宜入れながら，各領域の専門家により実によく取りまとめられている．

治療薬については，なぜ有効なのかについて，その薬理学的背景などもよく説明されていているの

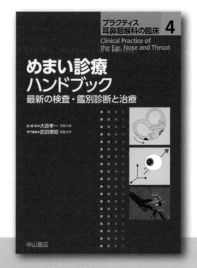

プラクティス耳鼻咽喉科の臨床
④めまい診療ハンドブック
最新の検査・鑑別診断と治療
＜専門編集＞武田憲昭（徳島大学）

中山書店 B5 判 388 頁 2022 年 5 月発行
定価 14,300 円（本体 13,000 円＋税）
ISBN 978-4-521-74956-3

も大事な点である．さらに，我が国では，既に超高齢社会に突入していて，高齢者のめまい患者も多くなり，この観点に立った対処法についても，さらにまた，慢性めまい症に対する前庭リハビリテーションとその実施法などについても詳細かつ分かりやすく解説されている．本書の最後に補遺として，代表的な疾患の診断基準も示されており，使いやすいように配慮されている．

めまい相談医は勿論，めまい患者を取り扱う医師の座右の書として活用して頂きたい良書である．

MB ENT, 275：101-106, 2022

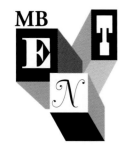

◆特集・経外耳道的内視鏡下耳科手術(TEES)

3 hands surgery による TEES

藤岡正人*

Abstract TEES においては one handed surgery であることが開発当初からデメリットとして指摘され，術式の普及を妨げる要因の一つであった．一方，鼻科領域の標準術式である内視鏡下鼻副鼻腔手術は経鼻内視鏡頭蓋底手術(EESBS)へと発展し，“2 人の術者”による“4 hands surgery”が一般的となった．近年，EESBS の手法を TEES に導入し，助手が内視鏡を持ち視野を作る，“3 hands surgery”による TEES が国内外で少しずつ行われつつある．この手法では，内視鏡が術野の変化に合わせて迅速に移動できるため，出血をコントロールしながら近接した死角の少ない視野の下で，術者が両手操作で作業することが可能である．本稿ではこの観点から開発された 3 hands surgery についての概要を解説する．一つの術野に対応して術者とスコーパーが阿吽の呼吸で相補的な手技を同時に協業するチームワークが機能した際の本術式は，近接した視野で，よどみなく流れていく安全かつ繊細な TEES として機能し得るものである．

Key words 経外耳道的内視鏡下耳科手術(transcanal endoscopic ear surgery；TEES)，スコーパー(scoper)，3 hands surgery，経鼻内視鏡頭蓋底手術(endoscopic endonasal skull base surgery；EESBS)

はじめに

経外耳道的内視鏡下耳科手術(transcanal endo-scopic ear surgery；TEES)は，耳科手術のほとんどのプロセスを内視鏡下で行う低侵襲手術であり，高画質の CCD カメラと優れた光学系を搭載した細径内視鏡の登場に加えて，狭い術野に対応した各種器具が開発されたことで，本邦では近年急速に普及した[1)2)]．その近接した広い視野角による死角の減少と微細で鮮明な映像情報は，耳小骨連鎖や鼓室内病変を伴う手術に大いに役立つ反面，片手操作ゆえの難易度が常に課題とされてきた[3)]．

顕微鏡手術では通常右手に器具，左手に吸引管を把持するが，実は，この際の左手では様々な操作を行っている．たとえば，血液吸引による視野の確保やドリル操作時の水の吸引，止血時の綿球や再建材料の圧迫操作，手術操作時のレイヤーの挙上や確保，フラップの挙上，筋膜や軟骨膜，コルメラやパテなどの移動操作，連鎖再建や scu-tum 再建時の再建材料の微調整など，実際のところは吸引以外の操作も行う．そのため，これらの操作を TEES で片手操作によって滞りなく行うために，TEES では多くの工夫とコツが共有され，手術手技や手法が開発されてきた．

一方，鼻科領域で標準術式となっている内視鏡下鼻副鼻腔手術は経鼻内視鏡頭蓋底手術(endo-scopic endonasal skull base surgery；EESBS)へと発展をみせてきた[4)]．EESBS では 2 人の術者による“4 hands surgery”が一般的になりつつあり，主な術操作を行う術者と，内視鏡を操作する術者(scoper：スコーパー)が協働して手術を行う[5)]．近年，この手法を TEES に導入し，助手が内視鏡を持ち視野を作る，“3 hands surgery”に

* Fujioka Masato，〒252-0734 神奈川県相模原市南区北里 1-15-1 北里大学医学部分子遺伝学，主任教授／同大学病院耳鼻咽喉科・頭頸部外科

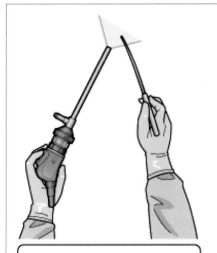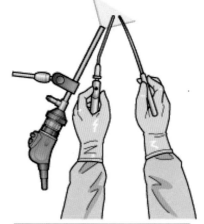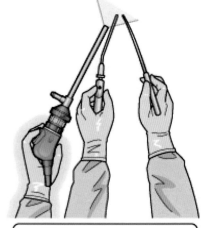

片手操作（TEES）	内視鏡ホルダーを 用いた両手操作	"3 hands surgery" での両手操作
×：片手操作 ○：視点が動かせる 　（位置，角度）	○：両手操作 ×：視点が固定 ×：専用のホルダーを要する	○：両手操作 ○：視点が動かせる 　（位置，角度やフォーカス） △：習得が難しい 　（経験とコツ，チームワーク）

図 1．3 hands surgery による TEES の手術コンセプト

スコーパーは，術中操作をする「術者」と連動しながら能動的に内視鏡を操作し視野を作る，"第2の術者"である．阿吽の呼吸で両者が同時に一つの作業を行うことが理想的であり，それにより内視鏡ホルダー併用のTEES では産み出すことのできない，流れのある安全かつ繊細な手術が可能となる
（文献 7 より引用）

よる TEES が国内外で少しずつ行われるようになっている[6]．この手法を用いると，術者が両手操作で作業を行うことができ，かつ内視鏡が術野の変化に合わせて迅速に移動できるため，近接した死角の少ない視野を確保しながら安全かつ微細にスムーズな手術操作が可能となる（図1）．

3 hands surgery の際の手術室のセッティング

通常の TEES と比較して特別に用意する物品や器材はないが，耳内に1本多く器具が入る分だけ相対的にワーキングスペースが狭いので，内視鏡と器具の干渉（fighting）を避けるよう，先端が曲がった（あるいは曲げられる）器具類を用意する．筆者の感覚としては斜視鏡は必須である．

手術室のセッティングにおいては，スコーパーが内視鏡を固定しやすく，かつ術野に応じて臨機応変に操作できるだけのスペースを要する．我々の場合は，術者が術耳の正面に座り，その左側にスコーパーが，右側に器具出しの看護師が位置

し，第2助手が入る場合は術者と看護師の間に立つようにしている（図2）．スコーパーは右手に内視鏡を持ち，術野に応じて臨機応変に内視鏡を操作する．安定した内視鏡の把持のためにスコーパーの右手が臨機応変に固定し得ることが重要であり，術側が左耳の場合は，患者の肩を利用すれば必ずしも手肘置き用手台を要しないが（図3-A，B），右耳の手術では必須となる．

斜視鏡下ではライトガイドを左手（図3-B，Lt）で把持して臨機応変に斜視の方向を調節するが，経験上，この操作は右手操作をしている内視鏡そのものの挿入角度の調整と並行して行うことが多いため（図3-B，Rt），内視鏡を持つ右腕が完全に固定されてしまうのは望ましくない．スコーパーの立ち位置の周囲に余裕が必要なのはそのためで，スコーパーの実質上の最大の仕事は，両手操作でリアルタイムにベストの視野を作り続けることといって過言ではない．一方，アブミ骨周囲などで微細な操作を行う際は逆に視野はしっかりと

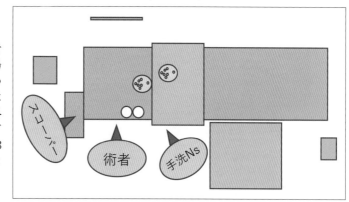

図 2.
手術室のセッティング
スコーパーは術者の左側に位置する．術者との干渉を避けるために，術側が右耳の場合はスコーパーが患者の頭側から少し斜めに内視鏡を外耳道に挿入し，左耳の場合は術者が患者の頭側から少し斜めに器具を外耳道に挿入する．耳内におけるワーキングスペースを少しでも広く確保するために，3 hands での操作は主に斜視鏡下で行うことになる

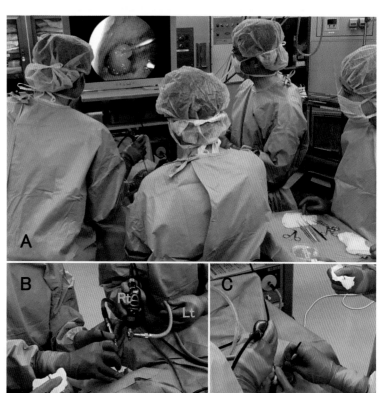

図 3.
3 hands surgery による TEES の実際（例：右耳）
- A：術者が術耳の正面に座り，その左側にスコーパーが，右側に器具出しの看護師が位置する．第2助手が入る場合は術者と看護師の間に立つ．術側が左耳の場合は，患者の肩を利用すれば，必ずしもスコーパーの手肘置き用手台は要しない（右耳の場合は必須）
- B：スコーパーは右手に内視鏡を持ち，術野に応じて臨機応変に内視鏡を操作する．斜視鏡の場合はライトガイドを左手で把持して斜視の方向を調節する
- C：固定した視野での微細な操作の際は，スコーパーは手台などを用いて内視鏡を安定させる（写真ではタオルで高さを調節して固定している）

固定することが求められ，このときは，手台などを用いてスコーパーが内視鏡を把持する右手を安定させることが重要である（図3-C，＊：この症例ではタオルで高さを調節している）．なお，この種の操作では被写体深度が浅くても済むため，内視鏡が完全に固定されていても，多くの場合，深さの感覚が不足することはない．

ここからは2症例の術操作を通して，実際の技術について紹介する．

3 hands surgery の例

1．中耳腔内での空中操作

顕微鏡操作で左手操作が有用な場合のほとんどが，TEES において 3 hands surgery が有用な場合となる．中耳腔での空中での操作の際には特に両手操作を重宝する．図4-A は，鼓室形成術再手術例における前回の再建材料の操作を示したものである．耳小骨連鎖に力をかけずに前回手術時に留置されたコルメラを摘出すべく，左手(Lt)の吸

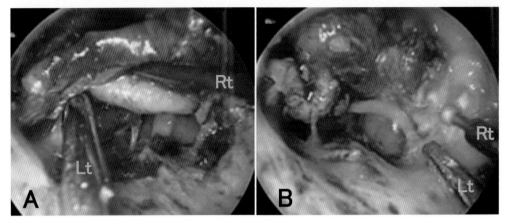

図 4. 鼓室形成術再手術症例

A：中耳腔での空中操作の際には両手操作を重宝する．前回手術時に留置されたコルメラを摘出すべく，左手(Lt)の吸引管操作で再建鼓膜を浅側へ寄せるテンションをかけながら，右手(Rt)で再建鼓膜と軟骨の間に探針を挿入し，空中で剥離操作を行っている

B：顕微鏡下での両手操作と同様の手技で，左手(Lt)の吸引管操作で出血や削開した骨粉を吸引しながら，右手(Rt)でカーブドバーにより丁寧に scutum を削開している

スコーパーは 30° 斜視鏡で少し引き気味の視野を作ってワーキングスペースを作り，外耳道での術者の用いる器具との干渉(fighting)を避けながら，反対の手で少量の生理食塩水を外耳道から注入している

（文献 6 より一部改変して引用）

引管操作で再建鼓膜を浅側へ寄せるテンションをかけながら，右手(Rt)で再建鼓膜と軟骨の間に探針を挿入し，空中で剥離操作を行っている．

2．吸引操作を要する場合

光学系を耳内に持ち込む TEES においては，一般に，出血の多い症例における術野のコントロールと視野の確保が特に重要である．3 hands surgery では顕微鏡下での手術手技と同様の操作を無理なく適用することが可能であり，左手で血液を吸引して視野を確保しながら右手で操作する．ドリル操作の場合は，局所の冷却と出血の吸引，削開した骨粉の除去が必要となるが，これも 3 hands surgery では顕微鏡下手術と同様に，左手で適宜吸引をかけながら操作をする（図 4-B）．またこの際，スコーパーが空いた手でときどき外耳道から生理食塩水をかけることができるのも利点である．斜視鏡で少し引き気味の視野を作って深部のワーキングスペースを確保し，外耳道での術者の用いる器具との干渉(fighting)を避けつつ，削開や出血などで視野（レンズ）が汚れないようにするのがコツである．なお，内視鏡操作にスコーパーの両手を要している際は，第 2 助手ないし手

洗い看護師がこの水かけ操作を行っている．

3．深部での操作

深部での操作においては，操作する領域より浅い位置の組織やフラップを挙上してワーキングスペースを確保する必要がある．この操作は，たとえば錐体尖真珠腫での母膜剥離操作などで有用である．両手操作の有用性という意味では，顕微鏡下手術で両手で行うことと全く変わらない．すなわち，血液吸引による視野の確保やドリル操作時の水の吸引，止血時の綿球や再建材料の圧迫操作，手術操作時のレイヤーの挙上や確保，フラップの挙上，再建材料の微調整などで有用性が高い．

術野の刻々とした変化に応じて視点を動かすことで汚れのなく近接した視野を展開できるのは，内視鏡下手術ならではのメリットだが，深部病変に対する操作の際は，器具の入れ替え操作のワーキングスペースも臨機応変に確保する必要がある．本症例（図 5-A～D）においては，深部での剥離操作が進むに従って，術者における吸引管（左手：Lt）と剥離子（右手：Rt）が交叉するようになったため，一度内視鏡を浅部へと引いてスペースを用意してから（図 5-A→B），術者が左右の器

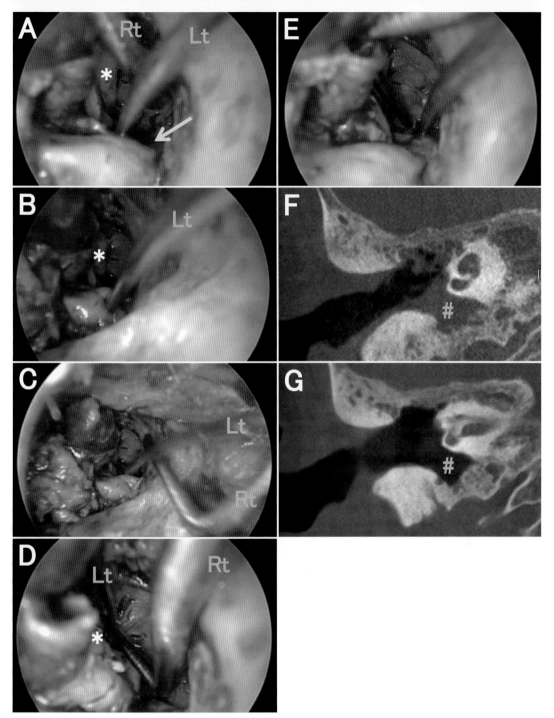

図 5. 深部の病変における剥離操作の例

A：左手(Lt)に吸引管を把持して剥離部位より浅部の病変を挙上しながら，深部の出血を吸引して視野を確保し，右手(Rt)で剥離子を操作し剥離操作を進めている．病変深部の下端の母膜(矢印)の剥離を終えて，上方の母膜(*)の剥離操作へと移行する段階だが，弯曲した器具が交錯しているため，一度耳外まで器具を引き出してから持ち替える必要がある．そこで，

B：器具の入れ替えの操作に合わせて，スコーパーが内視鏡を引いて

C：左右の器具を入れ替えて深部へ挿入．これに合わせて今度はスコーパーが内視鏡を深部へ近接させている

D：この一連の操作を経て，剥離操作を行おうとしている上方の母膜(*)に下方から double-bend dissector が入り(右手操作：Rt)，左手で吸引操作を行いながら，母膜を前方へと剥離している

E：深部の剥離が完了したところ

なお，術者のワーキングスペースを確保するために，A〜E の一連の操作はすべて 30° 斜視鏡下で行っていることに留意されたい

F，G：術前(F)・術後(G)CT．病変(#)の十分な摘出と含気化が確認できる

具を入れ替えている（図5-C）．一見すると煩雑にみえるこのような操作も，術野に応じた操作を術者，スコーパーの双方が的確に行えば，極めてなめらかつ自然に行うことが可能となる．この際の手術操作は2人の術者による協働作業そのものであり，スコーパーは内視鏡を持つ“指示待ちの助手”であってはならない．むしろスコーパーは，術者と手術イメージを脳内で共有しながら，術野に応じて能動的に内視鏡を操作し視野を作る“第2の術者”そのものなのである．このようにして，一つの術野に対応して阿吽の呼吸で両者が同時に一つの作業を行うことが3 hands surgery では極めて重要である．

おわりに

3 hands surgery による TEES について，鼻副鼻腔において先行した術式である EESBS での4 hands surgery の延長線として，その概要と具体例を紹介した．

EESBS の教育においては，しばしばスコーパーの“第2術者”としての協働操作の大切さが強調されるが，その重要性については TEES の3 hands surgery でも言を俟たない．

一般の（片手操作の）内視鏡下手術においては，視覚情報が2次元で提示されるため，左手で内視鏡を移動させた際の移動距離を映像情報として視覚からフィードバックすることにより，術者は深度情報を脳内で統合して認識するとされる．そのため，EESBS の初学者ペアでの術者においては，内視鏡を持たないためにこの深さに関する感覚が喪失するので，言い知れない恐怖感を伴う（実際に危険でもある！）．この問題の解決は，実は，術者ではなくスコーパーの技術にかかっている．すなわち，スコーパーが遅延なく的確に術野の状況を判断し，術者のもつ脳内イメージと協働した操作をリアルタイムに提供することによって，術者はこの深度感覚＝遠近感を再獲得し得るのである．3 hands surgery での TEES においては，特に中耳・側頭骨手術の場合は手術で扱う対象が小

さいため，鼻副鼻腔手術よりもより繊細な深さの感覚が特に要求されることは，論を待たないだろう．

このような操作は，一見すると高難度で修練を多く要するように思えるが，実は，複数の術者が同一術野で作業するすべてのチーム手術において，我々外科医はこれらの協働作業を無意識に行っている．その意味で3 hands surgery のTEES は，耳鼻咽喉科専門医取得の過程で頭頸部外科手術を経験する本邦の耳科医には大きなアドバンテージがある領域であると筆者は考えている．

利益相反

本発表に関して開示すべき利益相反はない．

文　献

1) 伊藤　吏，欠畑誠治，小島博己ほか：経外耳道的内視鏡下耳科手術（TEES）に関するアンケート調査2018．Otol Jpn, **29**：259-266, 2019.
   Summary 日本耳科学会で代議員を対象に行った，2017年度における TEES の施行状況に関する全国アンケート調査．6割以上の代議員医師が，6割以上の施設で導入していた．
2) 欠畑誠治：手術手技　私が愛用する手術器具　内視鏡下耳科手術に用いる器具　内視鏡，カメラ，手術機械．JOHNS, **25**(8)：1197-1199, 2009.
3) 西池季隆，今井貴夫，大島一男ほか：経外耳道内視鏡下耳科手術を行った耳小骨奇形10耳の検討．Otol Jpn, **26**：127-133, 2016.
4) 戸田正博：経鼻内視鏡頭蓋底手術の進歩．日耳鼻会報, **119**(3)：168-174, 2016.
5) 戸田正博，冨田俊樹：解剖を中心とした脳神経手術手技 Four hands technique を用いた経鼻内視鏡頭蓋底手術．Neurol Surg, **43**(5)：399-410, 2015.
6) 藤岡正人，小澤宏之，野口　勝ほか：当科での経外耳道的内視鏡下耳科手術における工夫：3 hands technique を中心に．Otol Jpn, **28**(5)：659-662, 2018.
7) 藤岡正人，小澤宏之，神崎　晶：内視鏡下耳科手術（TEES）．https://kompas.hosp.keio.ac.jp/sp/contents/medical_info/presentation/201708.html, 2017

第 67 回日本聴覚医学会総会・学術講演会

会　期：2022 年 10 月 5 日（水）～7 日（金）

会　場：やまぎん県民ホール

　　　　〒 990-0828　山形県山形市双葉町 1-2-38／TEL 023-664-2220

　　　　山形テルサ

　　　　〒 990-0828　山形県山形市双葉町 1-2-3／TEL 023-646-6677

会　長：欠畑誠治（山形大学医学部耳鼻咽喉・頭頸部外科学講座，教授）

プログラム：

　　　　主題 1：音響性聴覚障害の新たな病態像と治療戦略

　　　　主題 2：Cochlear Synaptopathy と聴覚情報処理障害

　　　　他，特別講演，一般演題を予定

【事　務　局】 第 67 回日本聴覚医学会総会・学術講演会大会本部

　　　　〒 990-9585　山形県山形市飯田西 2-2-2

　　　　TEL：023-628-5380／FAX：023-628-5382

　　　　E-mail：audiology67@gakkai.co.jp

　　　　担当：伊藤　吏

第 13 回耳鼻咽喉科心身医学研究会

会　期：2022 年 11 月 26 日（土）　現地開催のみ予定

会　場：慶應義塾大学病院　新教育研究棟 4 階講堂

　　　　東京都新宿区信濃町 35　TEL：03-5363-3826

会　長：大坪天平（東京女子医科大学附属足立医療センター精神科，教授）

プログラム：一般演題未定

教育講演：「抗うつ薬の使い方のコツ」

　　　　大坪天平（東京女子医科大学附属足立医療センター精神科，教授）

特別講演：「耳鳴り・めまいと不安・抑うつ関連（仮）」

　　　　坂元　薫（医療法人和楽会　心療内科・神経科赤坂クリニック，院長）

一般演題受付〆切：2022 年 8 月 31 日

　一般演題を募集します．goto@memaika.com まで演題名ご連絡ください．

　演題採択の可否は事務局にて行います．

【事務局】 慶應義塾大学医学部耳鼻咽喉科

　連絡先：goto@memaika.com

　詳細は耳鼻心ホームページ　http://memaika.com/shinshin/

MB ENT, 275：108-114, 2022

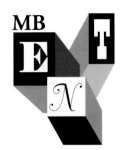

◆特集・経外耳道的内視鏡下耳科手術（TEES）

錐体尖部病変に対する手術手技

堤　剛*

Abstract　錐体尖病変へのアプローチには従来は中頭蓋底手術や骨迷路削開，経鼻内視鏡下経蝶形骨洞など，高侵襲・高リスクの手術手技を要していた．一方近年では，4K内視鏡や4K3D外視鏡など新規デバイスの開発により，手術の低侵襲・低リスク化が可能となってきている．錐体尖病変の解放・減圧は内視鏡を用いた経外耳道アプローチで蝸牛と内頸動脈，頸静脈球を温存しつつその間を削開することで可能となった．これにより手術時間の大幅な短縮と手術侵襲の軽減，さらに術後の早期回復とQOLの向上が達成されている．また，錐体尖真珠腫の摘出の際にも，外視鏡と内視鏡の併用によって術者のストレスの軽減，深部の良好な視野の確保の両者が可能となり，より安全な操作を行うことが可能となった．我々耳科医はこれら新しいデバイスの進化と手術手技の変化に対する知識を常にアップデートしていく必要がある．

Key words　錐体尖(petrous apex)，コレステリン肉芽腫(cholesterol granuloma)，真珠腫(cholesteatoma)，内視鏡下耳科手術(transcanal endoscopic ear surgery；TEES)，外視鏡手術(exoscopic ear surgery：ExES)

はじめに

　錐体尖病変にはコレステリン肉芽腫／囊胞や真珠腫が多く初期症状としては頭痛が多いが，進行すると感音難聴など脳神経の圧迫症状をきたす[1)2)]．その治療は外科的切除となるが，内耳や内頸動脈，頸静脈球，顔面神経などの重要構造物の内側に位置するという解剖学的な特徴から，従来中頭蓋底手術や骨迷路削開，経鼻内視鏡下経蝶形骨洞などによるアプローチが行われてきた[3)~5)]．一方近年，高解像度の4K内視鏡を用いた内視鏡下耳科手術（TEES）や4K3D外視鏡による手術（ExES）など，新たなデバイスによる新しい耳科手術手技が大きなブレークスルーをもたらしつつある．本稿ではTEESとExESを利用した錐体尖病変の手術について，症例を提示し概説する．

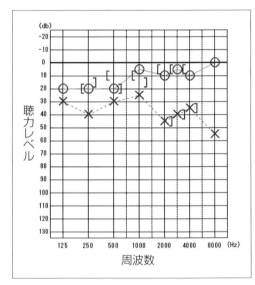

図 1.
左側に軽度の感音難聴を認める

* Tsutsumi Takeshi，〒113-8519 東京都文京区湯島1-5-45　東京医科歯科大学耳鼻咽喉科学教室，教授

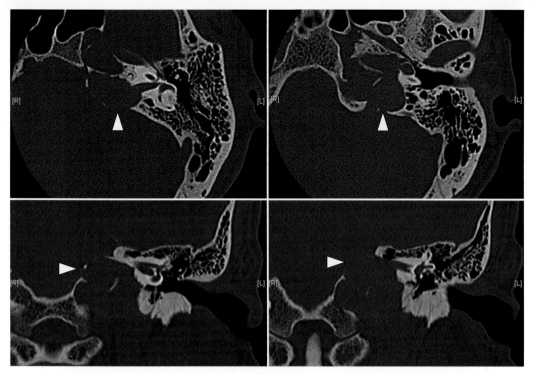

図 2.
CT にて錐体尖に嚢胞様病変を認める．内耳道，頸動脈管，頸静脈球の隔壁欠損を伴う

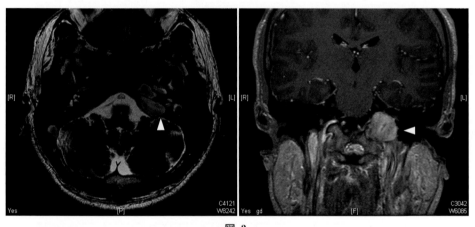

図 3.
MRI にて錐体尖に嚢胞様病変を認める．内耳道，内頸動脈と接している

左錐体尖コレステリン嚢胞

31 歳，男性

X 年より「ピー」という左耳鳴，X＋2 年より歩行時の自発性回転性めまい（1 分程度）を反復，左顔面痙攣も出現した．前医での標準純音聴力検査にて 2 kHz の感音難聴を指摘され，MRI にて錐体尖コレステリン嚢胞と診断された．難聴は少しずつ進行しており，音響関係の仕事に従事するため

聴力悪化を避けたいとの希望あり TEES による内耳温存下での開放手術を計画した．

当科初診時，鼓膜所見は正常で，標準純音聴力検査にて軽度の左感音難聴を認めた（図 1）．ABR は 90 dBnHL 刺激で左は無反応，非注視下右向きの自発眼振を認め，温度刺激検査は左廃絶であった．単純 CT（図 2），MRI（図 3）にて錐体尖にコレステリン嚢胞を認めた．内耳道骨壁は下方から圧排・破壊され，コレステリン嚢胞は内頸動脈およ

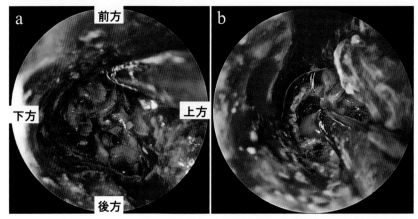

図 4.

a：tympanomeatal flap を上前方へ挙上，外耳道〜骨性鼓膜輪下壁を削開して
　下鼓室を明視下においた

b：蝸牛基底回転下方で内頸動脈後方，頸静脈球前上方の三角を目安に内側へ
　向かって削開し，病変を開放した．内腔には黄色粘性の液体貯留を認めた

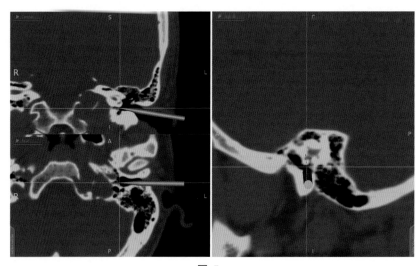

図 5.

術中ナビゲーションを使用し内耳，内頸動脈，頸静脈球を損傷しないように
錐体尖へ削開を進めた

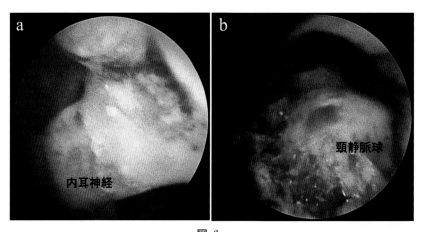

図 6.

1.9 mm，30°の細径内視鏡を錐体尖に挿入し，内耳神経(a)と頸静脈球(b)が
露出しているのを確認した

び頸静脈球と接していた.

　手術は TEES による経外耳道アプローチにより行った. 外耳道を切開し tympanomeatal flap を上前方へ挙上, 外耳道～骨性鼓膜輪下壁を削開してアプローチルートを確保した(図4-a). 蝸牛基底回転下方で内頸動脈後方, 頸静脈球前上方の三角を目安に内側へ向かって削開し, 病変を開放した. 内腔には黄色粘性の液体貯留を認めた(図4-b). 開放の際には蝸牛, 内頸動脈, 頸静脈球の損傷を避けるため, 術中 CT ナビゲーションを使用した(図5). 1.9 mm の細径内視鏡にて, 嚢胞内に内耳神経(図6-a)と頸静脈球(図6-b)が確認できた. 内腔を生理食塩水で洗浄, ドレーンは留置せず鼓膜・外耳道を戻して手術を終了した. 術後鼓膜所見は正常, 聴力のわずかな改善(図7)と左耳鳴の著明改善を認めた. CT 上錐体尖の病変が開放されているのが確認できた(図8).

錐体尖真珠腫

29 歳, 男性

　16 歳時に健診で右難聴指摘され, 精査にて右錐体尖真珠腫と診断. 17 歳と 18 歳で 2 回手術を受け, 迷路下のアプローチで開放した. 2 回目の手術後右聴力はスケールアウトとなり, その後解放ルートは再閉鎖した. X 年 2 月右顔面神経麻痺が出現, 手術目的に 3 月に当科紹介受診した. 右聴

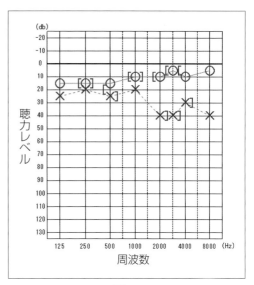

図 7.
術後聴力改善はわずかだが, 自覚的な耳鳴は著明改善した

力はスケールアウト, 右顔面神経麻痺は柳原法にて 30/40 点であった. 右耳内は外耳道後壁が削除され, 中耳真珠腫形成を認めた(図9). CT/MRI 上は錐体尖に真珠腫病変を認め, 内頸動脈管と頸静脈球の骨破壊を認めた(図10). 先行手術で解放された迷路下の骨欠損は軟部組織で閉塞していた.

　手術は X 年 7 月, TEES と ExES の併用下に施行した. まず中耳の真珠腫と上皮を ExES 下に完全摘出し(図11-a), 蝸牛基底回転を削開して真珠腫へ到達(図11-b), 錐体尖真珠腫を TEES 下に切除した. 可能であれば内耳の削開を拡大して真珠腫上皮の完全摘出を目指したが, TEES 下に観察

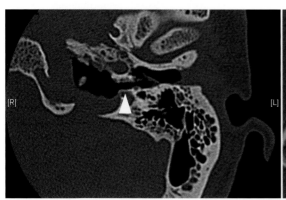
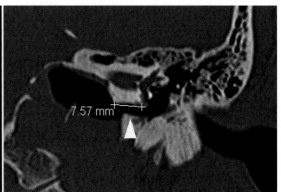

図 8.
術後 CT にて錐体尖の嚢胞が開放されているのが確認できた

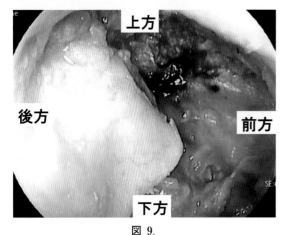

図 9.
外耳道後壁は削除されており，真珠腫形成を認めた

したところ内頸動脈壁が骨欠損により大きく露出し，その頸動脈壁に真珠腫上皮が強固に癒着していた（図12）．安全に内頸動脈から真珠腫上皮を剝離することが困難であると判断し，一部上皮を残して大腿筋膜と脂肪で充填・補強した（図13）．MRIで定期観察のうえで真珠腫が拡大してきたら再手術による減圧を行う方針とした．術後1年の時点のMRIで内頸動脈上に上皮相を認め，術後

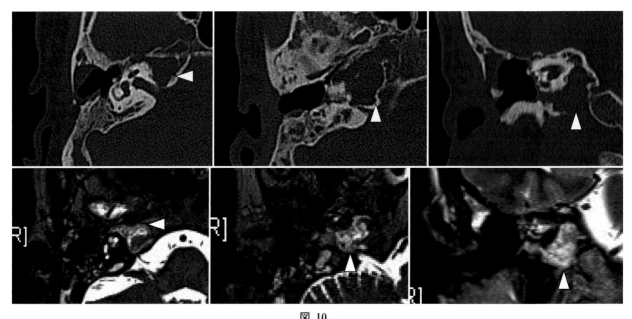

図 10.
CT/MRI 上錐体尖に真珠腫病変を認め，内耳道，内頸動脈管，頸静脈球の隔壁破壊を伴う

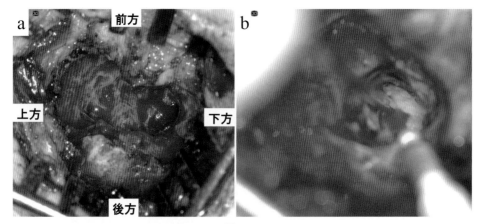

図 11.
a：中耳の真珠腫と上皮を ExES 下に完全摘出した
b：蝸牛基底回転を削開して錐体尖真珠腫へのアプローチルートを広く確保した

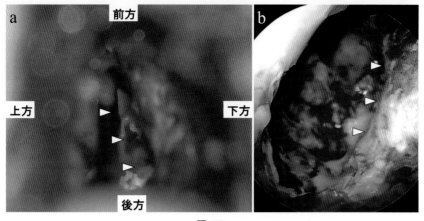

図 12.
a：ExES 下で錐体尖病変内部に内頸動脈の拍動が確認された
b：TEES 下に観察したところ内頸動脈壁が骨欠損により大きく露出し，
　その頸動脈壁に真珠腫上皮が癒着しており，完全摘出は断念した

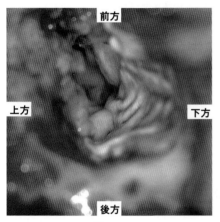

図 13.
　一部上皮を残存させたまま，大腿筋膜
　で内頸動脈をカバーした

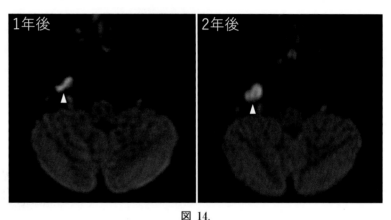

図 14.
術後 1 年の時点の MRI（DWI）で内頸動脈上に上皮相を認め，
術後 2 年で真珠腫影の増大を認めている

2 年で真珠腫影の増大を認めている（図 14）.

まとめ

　錐体尖病変へのアプローチは従来の高侵襲なものと比べ，TEES の普及により低侵襲な transcanal infracochlear approach が可能となった．また，外視鏡の出現により従来の顕微鏡手術と比べ，術者の肉体的ストレスの減少と画像共有による教育効果の向上も達成されている．外視鏡と内視鏡は同じ大型モニター上での映像の切り替えが可能であり，両者を用いた手術操作をシームレスに行うことで広い術野での操作と錐体尖の詳細な術野での操作の両立が可能である．これら新規デバイスの出現により，錐体尖病変の手術手技は劇的な低侵襲化と安全性の向上を遂げている．医療技術の発展速度は年々速くなっており，我々はその知識を常にアップデートし続ける必要がある.

文　献

1) Isaacson B：Cholesterol granuloma and other petrous apex lesions. Otolaryngol Clin North Am, 48：361-373, 2015.
　　Summary　錐体尖コレステリン肉芽腫は MRI にて T1/T2 とも高信号を呈する．無症状の場合は経過観察，頭痛など，有症状の場合は経鼻もしくは側頭骨経由で開放できるが，再発／増大に注意を払う必要がある.
2) Sweeney AD, Osetinsky LM, Carlson ML, et al：The natural history and management of

petrous apex cholesterol granulomas. Otol Neurotol, **36**：1714-1719, 2015.

Summary 錐体尖コレステリン肉芽腫 90 例の解析から，多くの症例は経過観察のみで済むが，神経症状をきたす症例では手術が必要となる．脳神経症状は手術にて改善されることが多いが，頭痛やめまいの改善率は低い.

3）Bruchhage KL, Wollenberg B, Leichtle A：Transsphenoidal and infralabyrinthine approach of the petrous apex cholesterol granuloma. Eur Arch Otorhinolatyngol, **274**：2749-2756, 2017.

Summary 錐体尖コレステリン肉芽腫に対するナビゲーション下での経蝶形骨洞および迷路下による手術症例を提示し，その有用性を検証している.

4）Emanuelli E, Ciorba A, Bianchini C, et al：Transnasal endoscopic management of petrous apex and clivus selected lesions. Eur Arch Otorhinolaryngol, **270**：1747-1750, 2013.

Summary 錐体尖コレステリン肉芽腫 4 例と斜台コレステリン肉芽腫 1 例に対し，内視鏡下鼻内経蝶形骨洞手術を行った結果，髄液漏や髄膜炎，脳ヘルニアなど重篤な合併症なく，再発も認めていない.

5）Sugimoto H, Hatano M, Noda M, et al：Endoscopic management of petrous apex cholesteatoma. Eur Arch Otorhinolaryngol, **274**：4127-4130, 2017.

Summary 錐体尖真珠腫に対して顕微鏡／内視鏡併用下での摘出を 2 例行い，良好な視野で全摘出に成功している

MB ENT, 275：115-121, 2022

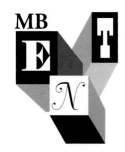

◆特集・経外耳道的内視鏡下耳科手術(TEES)

浅在化鼓膜に対する手術手技

岡上雄介*¹ 堀 龍介*²

Abstract 浅在化鼓膜は手術や外傷・炎症によって鼓膜が本来あるべき位置より外側に変位し，伝音性難聴をきたす疾患である．一度発症すると手術を行っても再浅在化することがあり，しばしば治療に難渋する．いまだ確立された治療法はないが，再発させないための様々な手術手技が報告されている．一方，低侵襲手術である経外耳道的内視鏡下耳科手術(transcanal endoscopic ear surgery；TEES)が近年広まっており，我々も積極的に取り組んでいる．内視鏡下では広い視野角のため鼓膜の全体像が一視野で観察可能であり，近接拡大視することで死角となりやすい鼓膜輪前方も直視することができる．そのため，TEES は浅在化鼓膜に対する手術で重要とされる鼓膜輪周辺の操作に適している．本稿では，浅在化鼓膜に対する手術手技や再発させないための工夫について解説していく．

Key words 浅在化鼓膜(lateralized tympanic membrane)，medial meatal fibrosis(MMF)，経外耳道的内視鏡下耳科手術(transcanal endoscopic ear surgery；TEES)，分層植皮(split-thickness skin graft)，鼓膜輪(tympanic annulus)

はじめに

浅在化鼓膜は中耳・外耳道の手術あるいは外傷や炎症によって鼓膜が本来あるべき位置より外側に変位し，伝音障害をきたす疾患である．狭義には鼓膜の位置異常のみを認めるものを指し，広義には上皮層と固有層の間に線維化による肥厚を認める medial meatal fibrosis(MMF)が含まれる．

術後合併症として浅在化鼓膜を発症させないように細心の注意を払って手術を行うことが大前提であるが，いったん発症すると手術治療を行っても再発することも多く，しばしば治療に難渋する．ここでは，その手術手技と再発防止のための工夫について述べる．

以前，我々は浅在化鼓膜に対して顕微鏡下に手術を行っていたが，近年，経外耳道的内視鏡下耳科手術(transcanal endoscopic ear surgery；TEES)に積極的に取り組むようになり，特に狭義の浅在化鼓膜については TEES のよい適応であると考えている．

術前病態評価

1．耳鏡検査

鼓膜の浅在化については，耳鏡所見で鼓膜の外側変位を確認すれば診断は容易である．鼓膜が薄く透見される場合はツチ骨との連続性を判断できるが，鼓膜が厚い場合には耳小骨や鼓室内の情報が得られない．

2．聴覚検査

気骨導差を正確に評価する．中耳炎の既往や手術歴がある症例では混合性難聴を示す症例も多く，浅在化鼓膜以外の中耳疾患を合併していることもある．また，術前に左右の聴力像の比較を行うことは重要である．後述のごとく耳硬化症を合

*¹ Okanoue Yusuke, 〒 632-8552 奈良県天理市三島町 200 天理よろづ相談所病院耳鼻咽喉科，副部長
*² Hori Ryusuke, 藤田医科大学医学部耳鼻咽喉科・頭頸部外科，准教授

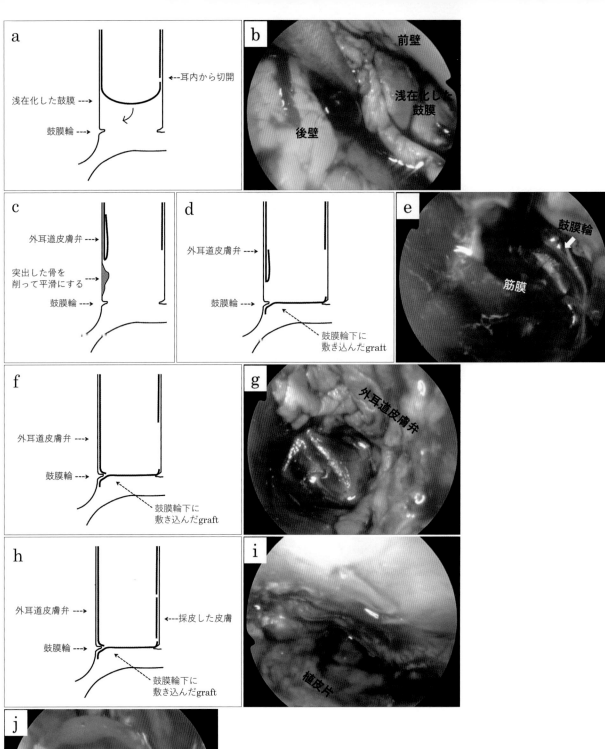

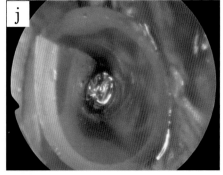

図 1. 内視鏡写真は右耳
a，b：耳内より切開し浅在化した鼓膜とともに外耳道皮膚弁を作成
c：突出した骨を削開
d，e：graft を鼓膜輪の下に underlay
f，g：外耳道皮膚弁を鼓膜輪の高さまで落とし込む
h，i：骨露出部に分層植皮
j：シリコン板を留置して圧着

併していた症例を経験したが，この症例では術前の対側の聴力像により耳硬化症の合併を予測し手術戦略を立てることができた．

3．画像検査

鼓膜の厚みや浅在化の程度，中耳腔・耳小骨の状態（硬化病変，耳小骨の形態や連鎖，特にツチ骨の存在を確認），外耳道の形態，MMF の存在を評価するために CT は不可欠である．MMF の場合には鼓膜の内側に真珠腫が存在することもある[1]ため，鑑別のため必要に応じて MRI 拡散強調画像での評価も検討する．

聴覚検査や画像検査などを組み合わせて病態を正確に評価し手術適応を決める．

手術手技

1．我々が行っている手術手順

1）内視鏡下に耳内より外耳道皮膚を骨面にあたるまで弧状に切開し，剝離挙上する．鼓膜輪の位置を確認しながら切開を延ばし，浅在化した鼓膜とともに外耳道皮膚弁を作成する（図 1-a, b）．外耳道皮膚弁は前壁側に移動させるが，前方の術野確保と操作のためにいったんめくりあげておく．

2）外耳道が狭い症例では骨削開し広げる．特に，前壁の骨が突出している例では骨削開し平滑にする（図 1-c）．

3）固有層が残存していればこれを利用するが，固有層が欠損している場合には鼓膜輪の下に筋膜を敷き込み underlay とする（図 1-d, e）．骨性鼓膜輪が欠損している場合にはダイヤモンドバーで削開して人工的に骨性鼓膜輪を作成する．

4）めくりあげていた外耳道皮膚弁を鼓膜輪の高さまで落とし込む（図 1-f, g）．外耳道後壁にできる骨露出部には分層植皮を行う（図 1-h, i）．採皮は筋膜を採取する際に同時に耳後部より行い，なるべく薄くしておく．外耳道前壁側で外耳道皮膚弁が鼓膜輪まで届かない場合には外耳道前壁骨露出部にも分層植皮を行うが，外耳道前壁から鼓膜に連続してかからないように注意する．植皮片や筋膜などの移植片はフィブリン糊で固定する．

5）最後にシリコン板を留置し，外耳道皮膚弁や移植片をツチ骨や外耳道壁に圧着させる（図 1-j）．通常，耳科手術においてパッキングはスポンゼル®のみとしているが，本手術の際にはスポンゼル®の外側にタンポンガーゼを留置し適宜交換しながら長めに留置継続する．

2．TEES の利点

浅在化鼓膜を TEES で行う利点として，耳後部切開と比較して低侵襲で操作が簡便であることが挙げられる．また，広い視野角によって鼓膜輪の全体像が一視野で観察可能であり，近接拡大視によって顕微鏡で死角となりやすい鼓膜輪前方も直視することができるため，浅在化鼓膜に対する手術で重要とされる鼓膜輪周辺の操作に適していると中島ら[2]も述べているが，実際我々も内視鏡下に行うことでこの利点を実感している．

3．再浅在化予防のための工夫

手術手順の中でも述べたが，我々は再発予防として鼓膜輪の下に移植片を敷くこと，分層植皮を行うこと，シリコン板を利用して皮弁や移植片を圧着させること，外耳道のパッキングを長めにすることなどを主に行っている．

いまだ確立された治療法がなく，まとまった治療成績を検討した報告も少ない浅在化鼓膜ではあるが，再発防止の手術手技としては数々の報告がある．Selesnick ら[3]は分層植皮を行うことの重要性を，Sperling ら[4]は graft をツチ骨柄に対して underlay とし，術後外耳道をしっかりとパッキングすることが必要であると報告している．また，三代ら[5]は外耳道を十分広げること，特に外耳道前壁の骨が突出し偽性鼓膜輪を呈する症例が多いことから，外耳道前壁の十分な削開が重要であると述べ，中島ら[2]は内視鏡下手術において，浅在化鼓膜に十字切開を入れて花弁状皮弁を挙上することで骨露出面を減らすことができると述べている．

4．長尺コルメラの使用

ここまで鼓膜を正常な位置に形成しなおす方法について述べてきたが，鼓膜の位置を変えず長い

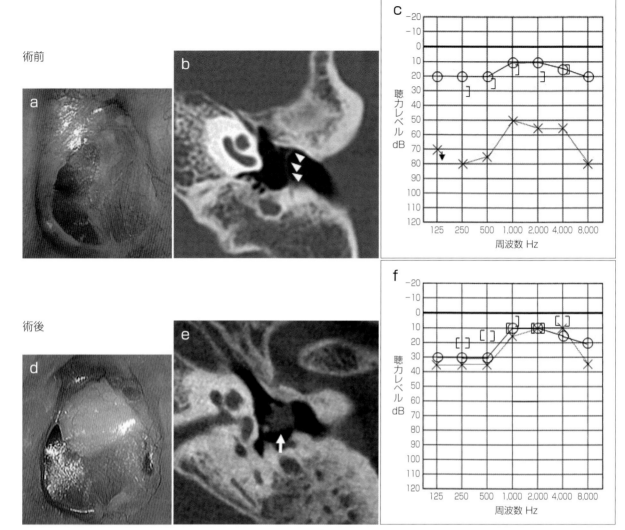

図 2. 左 耳

a：術前鼓膜所見．鼓膜透見するもツチ骨との連続性は確認できない
b：術前 CT（axial）．鼓膜は鼓膜輪から離れ外側に変位（矢尻）
c：術前純音聴力検査．左気導 60.0 dB，左骨導 20.0 dB と気骨導差を認める
d：術後 1 年 5 か月の鼓膜所見．軟骨を 3 枚重ねたコルメラと鼓膜の接触は良好
e：術後 1 年 8 か月の CT（axial）．軟骨を 3 枚重ねたコルメラ（矢印）
f：術後 1 年の純音聴力検査．左気導 20.0 dB と改善

コルメラを使用して伝音再建する方法がある．陶ら[6]は通常のアパセラム®人工耳小骨より 4 mm 長いコルメラを開発し，その有用性について報告しており，新川ら[7]も軟骨接合型アパセラム®のシャフト部に鼓膜の位置に合わせた軟骨を刺入して作成した長尺コルメラを正常な耳小骨連鎖のない症例，特にツチ骨柄が欠失している症例に対して用い内視鏡下に行った症例を提示して，その有用性について報告している．

　図 2 に示すのは，耳介軟骨を 3 枚に重ねてコルメラを長くすることで鼓膜との距離を調整した症例である．

5．MMF の場合

　MMF は術後 10〜30％の再発率が報告されており[8]，再発を防ぐためにも肥厚した線維性瘢痕の徹底的な除去と露出した骨を植皮で覆うことが重

術前

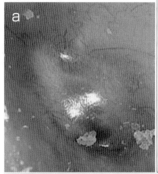

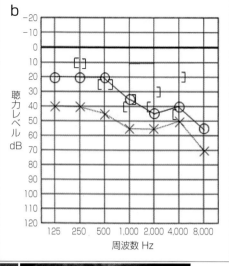

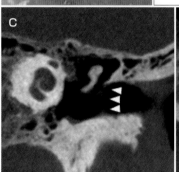

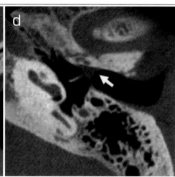

術後

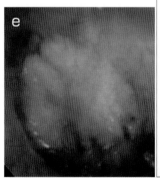

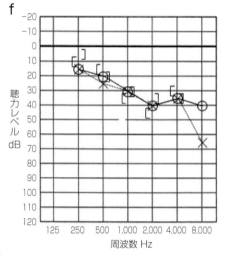

図 3.

左　耳

　a：術前鼓膜所見．鼓膜は浅在化
　　し，周囲は肥厚している

　b：術前純音聴力検査．左気導51.7
　　dB，左骨導30.0 dBと気骨導差を
　　認める

　c：術前CT（coronal）．鼓膜の浅在
　　化を認める（矢尻）

　d：術前CT（axial）．鼓膜の部分的
　　な肥厚（矢印）

　e：術後3か月の鼓膜所見．鼓膜は
　　本来の位置に戻っている

　f：術後1年の純音聴力検査．左気
　　導31.7 dBと改善

　g：術後1年のCT（coronal）．鼓膜
　　は本来の位置に戻り，ツチ骨柄と
　　接着（矢尻）

　h：術後1年のCT（axial）．鼓膜の
　　部分的な肥厚は改善

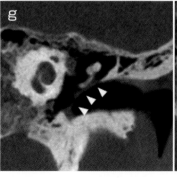

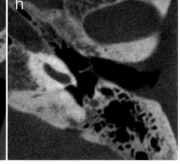

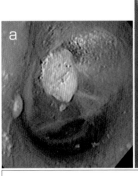

術前

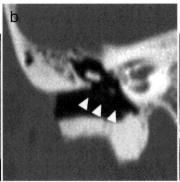

右浅在化鼓膜術後
右アブミ骨手術前

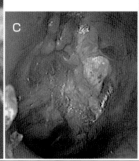

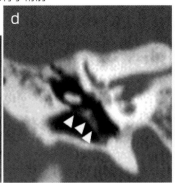

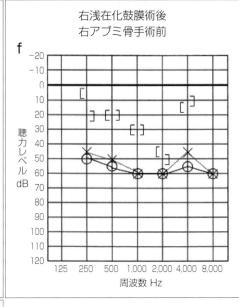

術前

右浅在化鼓膜術後
右アブミ骨手術前

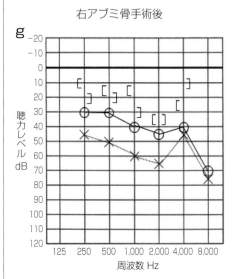

右アブミ骨手術後

図 4.
右　耳
　a：術前鼓膜所見．右鼓膜は頭側から前方にかけて浅在化し，ツチ骨との
　　　連続は確認できない．左鼓膜は正常
　b：術前 CT（coronal）．鼓膜は浅在化しツチ骨柄から離れている（矢尻）
　c：術後8か月／アブミ骨手術前の鼓膜所見．鼓膜は本来の位置に戻って
　　　いる
　d：術後7か月／アブミ骨手術前の CT（coronal）．鼓膜は本来の位置に戻
　　　り，ツチ骨柄に接着し安定（矢尻）
　e：術前純音聴力検査．右気導 73.3 dB，骨導 33.3 dB と混合性難聴を認
　　　めるが，左も気導 51.7 dB と混合性難聴を認め，気骨導差に左右差あり
　f：術後7か月／アブミ骨手術前の純音聴力検査．右気導 58.3 dB と改善
　　　し，気骨導差の左右差も改善
　g：アブミ骨手術後の純音聴力検査．右気導 38.3 dB とさらに気骨導差は
　　　改善

要である[9)~11)].

　中島ら[2)]はTEESを行ったMMFの症例を報告しているが，線維性瘢痕を取り残さないためにも鼓膜輪前方を直視できる点では確かにTEESは有用であると考えられる．しかし，我々は線維性瘢痕を切除する際にできる限り固有層や外耳道皮膚，鼓膜上皮を温存するようにしており，この操作を片手操作で行うには熟練した技術が必要となってくる．そのため，TEESに固執するのではなく，顕微鏡や外視鏡手術など自信をもって操作を行える方法を選択あるいは併用するべきであると考えている[12)].

　図3に部分的にMMFを認める症例を示す．鼓膜固有層や外耳道皮膚，浅在化した鼓膜上皮を温存しながら鼓膜前方の線維性瘢痕を除去し，外耳道皮膚弁を前壁側に移動させ固有層を利用してI型とした症例である．

6．アブミ骨手術を要する場合

　アブミ骨周囲に硬化性病変などがあり，術中アブミ骨の固着が改善されずアブミ骨手術を検討する場合には一期的手術とはしない．鼓膜の位置が安定したところで二期的にアブミ骨手術の適応について再度検討する．

　図4は右慢性中耳炎の手術歴があり，浅在化鼓膜を認めていたが両側の耳硬化症も併存していたため二期的にアブミ骨手術を行った症例である．

おわりに

　浅在化鼓膜に対する手術手技について述べた．鼓膜輪周囲の操作が重要となる本手術は，TEESのよい適応である．

　しかし，かならずしも手術を行うことで治癒するわけではなく，短期的には改善がみられていても，長期経過で再浅在化をきたし苦労する症例もある．何よりも大切なのは手術の合併症としての浅在化鼓膜を生じさせないように初回手術で細心の注意を払うことである．

文　献

1）Magliulo G：Acquired atresia of the external auditor canal：Recurrenece and Long-Term Results. AnnOtolRhinol Laryngol, 118(5)：345-349, 2009.

2）中島小百合，伊藤　吏，欠畑誠治ほか：内視鏡下手術を行ったランゲルハンス細胞組織球症治療後の浅在化鼓膜例．耳鼻臨床, 110(6)：379-384, 2017.
　Summary　内視鏡は鼓膜の全体像が一視野で観察でき，浅在化鼓膜で重要な鼓膜輪周辺の操作に適していると報告している．

3）Selesnick S, Nguyen TP, Eisenman DJ：Surgical treatment of acquired external auditory canal atresia. Am J Otol, 19：123-130, 1998.

4）Sperling NM, Kay D：Diagnosis and management of the lateralized tympanic membrane. Laryngoscope, 110：1987-1993, 2000.

5）三代康雄，阪上雅史，高橋佳文ほか：浅在化鼓膜に対する手術成績．Otol Jpn, 13：622-624, 2003.

6）陶　陽，山本英永，新川樹一郎ほか：浅在化鼓膜に対する鼓室形成術の工夫．耳鼻臨床, 108：435-439, 2015.

7）新川智佳子，伊藤　吏，窪田俊憲ほか：狭義の浅在化鼓膜症例に対する軟骨接合型アパセラム®を用いた長尺コルメラの有用性．Otol Jpn, 30(4)：239-246, 2020.
　Summary　正常な耳小骨連鎖を持たない症例には浅在化鼓膜の位置に合わせて調節した長尺コルメラが有用であると報告している．

8）山田智佳子，山岨達也，渡辺剛士ほか：慢性GVHD患者に生じたMedial Meatal Fibrosisの一例．Otol Jpn, 11：595-598, 2001.

9）Magliulo G, Ronzoni R, Cristofari P：Medial meatal fibrosis：current approach. J Laryngol Otol, 110：417-420, 1996.
　Summary　MMFの手術を成功させるには線維組織の完全な除去と露出した骨面に植皮で覆うことが重要であると述べている．

10）君付　隆：Medial meatal fibrosis．耳鼻, 53：62-64, 2007.

11）山本典生：浅在化鼓膜・MMF．JOHNS, 34：11-16, 2018.

12）堀　龍介：内視鏡下の鼓室形成術とアブミ骨手術．日耳鼻会報, 119：1282-1289, 2016.

FAX による注文・住所変更届け

改定：2015 年 1 月

　毎度ご購読いただきましてありがとうございます．

　読者の皆様方に小社の本をより確実にお届けさせていただくために，FAX でのご注文・住所変更届けを受けつけております．この機会に是非ご利用ください．

◇ご利用方法

　FAX 専用注文書・住所変更届けは，そのまま切り離して FAX 用紙としてご利用ください．また，注文の場合手続き終了後，ご購入商品と郵便振替用紙を同封してお送りいたします．**代金が 5,000 円をこえる場合，代金引換便とさせて頂きます**．その他，申し込み・変更届けの方法は電話，郵便はがきも同様です．

◇代金引換について

　本の代金が 5,000 円をこえる場合，代金引換とさせて頂きます．配達員が商品をお届けした際に，現金またはクレジットカード・デビットカードにて代金を配達員にお支払い下さい(本の代金＋消費税＋送料)．(※年間定期購読と同時に 5,000 円をこえるご注文を頂いた場合は代金引換とはなりません．郵便振替用紙を同封して発送いたします．代金後払いという形になります．送料は定期購読を含むご注文の場合は頂きません)

◇年間定期購読のお申し込みについて

　年間定期購読は，1 年分を前金で頂いておりますため，代金引換とはなりません．郵便振替用紙を本と同封または別送いたします．送料無料，また何月号からでもお申込み頂けます．

　毎年末，次年度定期購読のご案内をお送りいたしますので，定期購読更新のお手間が非常に少なく済みます．

◇住所変更届けについて

　年間購読をお申し込みされております方は，その期間中お届け先が変更します際，必ずご連絡下さいますようよろしくお願い致します．

◇取消，変更について

　取消，変更につきましては，お早めに FAX，お電話でお知らせ下さい．

　返品は，原則として受けつけておりませんが，返品の場合の郵送料はお客様負担とさせていただきます．その際は必ず小社へご連絡ください．

◇ご送本について

　ご送本につきましては，ご注文がありましてから約 1 週間前後とみていただきたいと思います．お急ぎの方は，ご注文の際にその旨をご記入ください．至急送らせていただきます．2～3 日でお手元に届くように手配いたします．

◇個人情報の利用目的

　お客様から収集させていただいた個人情報，ご注文情報は本サービスを提供する目的(本の発送，ご注文内容の確認，問い合わせに対しての回答等)以外には利用することはございません．

　その他，ご不明な点は小社までご連絡ください．

株式会社　全日本病院出版会　〒113-0033 東京都文京区本郷 3-16-4-7 F
電話 03(5689)5989　FAX03(5689)8030　郵便振替口座 00160-9-58753

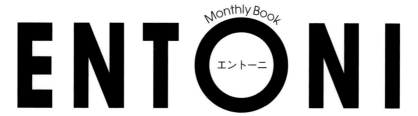

年　　月　　日

FAX 専用注文書

「Monthly Book ENTONI」誌のご注文の際は，この FAX 専用注文書もご利用頂けます．また電話でのお申し込みも受け付けております．
毎月確実に入手したい方には年間購読申し込みをお勧めいたします．また各号１冊からの注文もできますので，お気軽にお問い合わせください．

バックナンバー合計
5,000 円以上のご注文
は代金引換発送

―お問い合わせ先―
㈱全日本病院出版会　営業部
電話 03(5689)5989　　FAX 03(5689)8030

□年間定期購読申し込み　No.　　　　から

□バックナンバー申し込み

No.	-	冊	No.	-	冊	No.	-	冊	No.	-	冊
No.	-	冊	No.	-	冊	No.	-	冊	No.	-	冊
No.	-	冊	No.	-	冊	No.	-	冊	No.	-	冊
No.	-	冊	No.	-	冊	No.	-	冊	No.	-	冊

□他誌ご注文

　　　　　　　　　　　　冊　　　　　　　　　　　　　　　　冊

お名前　フリガナ　　　　　　　　　　　㊞　　電話番号

ご送付先　〒　　-

　　　　□自宅　　□お勤め先

領収書　無・有　（宛名：　　　　　　　　　　　）

FAX 03-5689-8030 全日本病院出版会行

年　　月　　日

住 所 変 更 届 け

お 名 前	フリガナ	
お客様番号		毎回お送りしています封筒のお名前の右上に印字されております8ケタの番号をご記入下さい。
新お届け先	〒　　　　　　都 道 　　　　　　　　府 県	
新電話番号	（　　　　　）	
変更日付	年　　月　　日より	月号より
旧お届け先	〒	

※ 年間購読を注文されております雑誌・書籍名に✓を付けて下さい。

- ☐ Monthly Book Orthopaedics （月刊誌）
- ☐ Monthly Book Derma. （月刊誌）
- ☐ 整形外科最小侵襲手術ジャーナル （季刊誌）
- ☐ Monthly Book Medical Rehabilitation （月刊誌）
- ☐ Monthly Book ENTONI （月刊誌）
- ☐ PEPARS （月刊誌）
- ☐ Monthly Book OCULISTA （月刊誌）

通常号⇒ 本体 2,500 円＋税
※その他のバックナンバー，各目次等
　の詳しい内容は HP
　（www.zenniti.com）をご覧下さい．

次号予告

耳鼻咽喉科頭頸部外科
見逃してはいけないこの疾患
No. 276（2022 年 10 月増大号）

Monthly Book ENTONI No. 275

2022 年 9 月 15 日発行（毎月 1 回 15 日発行）
定価は表紙に表示してあります．
Printed in Japan

発行者　　末　定　広　光
発行所　　株式会社　全日本病院出版会
〒 113-0033　東京都文京区本郷 3 丁目 16 番 4 号 7 階
　　　　　電話（03）5689-5989　Fax（03）5689-8030
　　　　　郵便振替口座 00160-9-58753

印刷・製本　三報社印刷株式会社　電話（03）3637-0005
広告取扱店　㈱日本医学広告社　電話（03）5226-2791